Cliniques homéopathiques

Observations significatives commentées

à l'usage d'enseignements dirigés

C.E.D.H. 20, Rue de la Libération 69110 Sainte-Foy-lés-Lyon

ISBN 2-85742-083-8
2e impression : 1993

SOMMAIRE

Préface

L'Université de Bordeaux II, Université des Sciences de la Vie et des Sciences de l'Homme, a toujours été préoccupée par l'évolution non seulement des Sciences et des Techniques, mais aussi des pratiques médicales pouvant en découler. Elle a pour ce faire, et tout au long des années qui viennent de s'écouler, mis en place des formations souvent sous forme de diplôme d'Université.

C'est dans cet esprit que mes prédécesseurs ont su organiser au sein de l'Université le Premier Diplôme d'Université d'Homéopathie aidés en cela par le Docteur Denis Demarque, le Professeur Paccalin, responsable du Laboratoire de Thérapeutique, côté Médecine, et le Professeur Quilichini, responsable du Laboratoire de Pharmacie Galénique, côté Pharmacie.

Tout au long de ces années, nous avons pu apprécier la qualité de la formation délivrée et le bien fondé d'une telle décision.

Cet ouvrage a pour objet de compléter l'enseignement magistral et dirigé et de préparer les étudiants à la pratique de l'Homéopathie à partir de l'étude de cas cliniques.

Cette préface est pour moi l'occasion de rendre hommage à celui sans qui cette formation universitaire n'aurait pu être mise en place en son temps. Le Docteur Demarque dont on connaît la rigueur et l'honnêteté intellectuelle a en effet beaucoup oeuvré pour la reconnaissance de l'homéopathie. Clinicien avant tout, il a su intégrer cette formation dans la pratique médicale, contribuer à valoriser l'apport des faibles doses dans certaines circonstances cliniques, et laisser de côté les passions que ne manquent pas de susciter toutes pratiques nouvelles. Qu'il en soit remercié. Cet ouvrage est une reconnaissance de son action.

D. Ducassou
Président de l'Université
de Bordeaux II

Introduction

Le Diplôme Universitaire d'Homéopathie et de Thérapeutique Homéopathique de l'Université de Bordeaux II existe depuis l'année universitaire 1982/1983. Le nombre des enseignements dirigés est actuellement de 6 heures en première année, (premier cycle), et de 36 heures en deuxième cycle (deuxième et troisième années).

Lors des examens, à propos de la rédaction des cas cliniques en troisième année, et de l'oral, les enseignants se sont rendu compte des difficultés ressenties par leurs confrères pour passer de la théorie à la pratique. Réunis à diverses reprises, ils ont discuté des méthodes qu'ils avaient respectivement employées lors des enseignements dirigés afin d'obtenir une participation active de chaque groupe de travail.

Certains ont préféré apporter des textes écrits, d'autres intervenir oralement pour situer leurs positions personnelles. Chaque enseignant a son profil médiatique, chaque médecin aborde son malade à sa façon. Il transmet bien ce qu'il vit lui-même quotidiennement. Cette exigence éthique, de liberté, entre les enseignants, doit se concilier avec la cohérence de leurs propos vis-à-vis des étudiants. Il est indispensable d'éviter les contradictions, de s'entendre sur le vocabulaire, de se référer aux mêmes techniques, parfois, mais avec souplesse, aux schémas utilisés dans les cours théoriques.

Cela nous a conduits à définir le but des enseignements dirigés, à comparer les méthodes générales, les techniques ponctuelles d'animation, les conditions pratiques.

L'objectif essentiel des enseignements dirigés est de placer les étudiants en situation vis-à-vis de leurs malades à traiter homéopathiquement.

Philippe Desobeau le résume dans la formule :

«Si les cours apportent le "savoir", les enseignements dirigés sont conçus pour apprendre le "savoir-faire"».

Le médecin, en visite au lit du malade ou lorsque celui-ci rentre dans son cabinet, regarde, écoute, questionne, écrit, examine, lit éventuellement un dossier présenté par le malade.

Il regarde d'abord, observe l'aspect physique, le comportement de son client. Il l'écoute sans l'interrompre, note les raisons de la consultation et par rapport à ce qui a été exprimé spontanément, il pose les «bonnes questions», celles qui lui permettent de préciser ou d'évoquer un diagnostic, mais aussi la manière dont le malade réagit à sa maladie. Il convient d'éviter toute suggestion et de mettre à l'aise le malade parfois surpris des précisions qui lui sont demandées sur ses sensations, leurs modalités d'aggravation et d'amélioration, sur son mode de vie, son comportement, son caractère... Si le malade ne répond pas, hésite, il faut passer à une autre question ou en changer la formulation.

Le médecin examine alors son patient, s'enquiert des examens pratiqués, décide si d'autres investigations sont nécessaires pour préciser un diagnostic, indispensable préalable de tout acte médical.

Finalement, il prescrit, rédige une ordonnance et donne des conseils d'hygiène, de diététique...

Le but des enseignements dirigés est pour l'enseignant de faire vivre à ses confrères la consultation homéopathique à partir des réalités quotidiennes.

Voir et examiner le malade n'est pas possible en dehors d'une consultation hospitalière pour les étudiants. Mais un débat habilement conduit doit les habituer à valoriser et à hiérarchiser les signes caractéristiques de la réaction individuelle du malade par rapport aux signes pathognomoniques de la maladie.

L'efficacité de la prescription dépend de la prise en compte du malade dans la relation avec sa maladie dans leur indissoluble unité.

Méthodes et techniques

Tous les enseignants participent aux enseignements dirigés. Au départ, il avait été décidé de laisser libre chacun d'entre-eux de choisir sa méthode suivant les réactions des groupes et de la modifier à son gré, à condition de respecter le consensus sur l'enseignement de base.

L'un d'entre eux, Yvon Lalanne, a effectué le bilan de 15 enseignements dirigés, réalisés par lui au cours des quatre dernières années universitaires (1985/1989). Il a utilisé trois scénarios :

1 - La simulation de cas cliniques
2 - La lecture commentée
3 - La lecture débat.

1 - Simulation de cas cliniques

«Sortant des stages de formation pédagogique, ce moyen m'était apparu intéressant dans la mesure où il mettait les étudiants en situation d'analyse et de synthèse d'un problème pathologique simple.

Analyse :
Différents éléments tenant tant à l'enseignant qu'au groupe m'ont fait abandonner ce moyen.

***L'enseignant** joue un faux rôle : l'art de la comédie n'est pas inné, et même avec beaucoup de bonne volonté, il y a des symptômes cliniques que l'on ne peut traduire (une toux, une modification du comportement, un abattement fébrile) ; même critique en ce qui concerne les signes objectifs d'examen (une langue mercurielle, une langue Natrum muriaticum, des envies peri-ungueales, un jetage postérieur de type Kalium bichromicum).*

***Le groupe**. Dans ce cas précis, il réagit comme une somme d'individus, chacun évoluant pour son propre compte sans se soucier du voisin ; cela donne au niveau des questions une joyeuse pagaille, empêchant de canaliser les interrogations selon un ordre logique hiérarchique de valorisation. Pour mettre un peu d'ordre, une tentative de scission du groupe en trois sous-groupes a été organisée ; le premier s'occupant des signes locaux, le second des signes généraux, le troisième chargé de faire la synthèse.*

- signes locaux
La majorité des questions portait sur des détails mineurs dont l'intérêt était nul quant au choix définitif du médicament ; très peu lors de l'analyse d'un symptôme se sont intéressés au mode d'apparition ou au mode évolutif (ex : pour une toux, comment est-elle apparue ? Phénomènes pathologiques qui l'ont éventuellement précédée ou qui l'accompagnent, modalités).

- signes généraux
Les étudiants sont manifestement à cours d'idées : hormis savoir si dans un cas aigu il y a de la fièvre ou pas, si le sujet a soif ou pas, peu d'éléments d'analyse leur viennent : mode de début, courbatures, sueurs... sont souvent omis.

*- **synthèse***
Quant au sous-groupe chargé de faire la synthèse, on pourrait qualifier la prestation de précipitée : les étudiants ont une tendance marquée à se jeter sur un nom de médicament, donné plus souvent par intuition ou impression générale que par déduction logique et réfléchie de faits ou d'éléments cliniques ; sont prises en compte certes les polarités tissulaires ou organiques, mais rarement «ce qui fait la spécificité de chacun des médicaments homéopathiques», à savoir les «signes réactionnels caractéristiques».

A noter par ailleurs que dans ce type d'organisation, chaque sous-groupe reste totalement isolé et que malgré plusieurs tentatives de ma part (mais peut-être m'y suis-je mal pris) aucune communication n'a pu se faire entre les sous-groupes de façon à amorcer une discussion.»

2 - Lecture d'observations commentées

«Seconde technique utilisée et vite abandonnée. En résumé, l'enseignant fait tout, les étudiants ne font rien. Manque d'intérêt évident, passivité totale de l'auditoire, on retombe dans le cours magistral ; les informations sont dans l'ensemble mal assimilées ; en bref c'est l'ennui pour tout le monde.

Compte-tenu des éléments retirés des précédentes expériences, il m'a semblé qu'un des moyens de réunir les points positifs de la simulation de cas cliniques, et d'éviter la somnolence de l'auditoire, était de mettre ce dernier de façon permanente en situation d'éveil ; cela a débouché sur la lecture débat.»

3 - Lecture-débat

«Le déroulement en est simple :

- lecture d'une observation
- temps minimum de réflexion
- analyse détaillée de l'observation par le jeu de questions ping-pong, l'enseignant intervient uniquement pour diriger le débat, mais en renvoyant systématiquement la balle dans le camp des étudiants, sans prendre position, en les incitant à juger eux-mêmes les observations et commentaires des autres.

Ainsi, après le temps de réflexion, chaque étudiant est nommément invité à donner le ou les médicaments auxquels il pense par un tour de table général ; les médicaments sont écrits au tableau ; ceux qui ne répondent rien lors de ce tour sont temporairement laissés de côté et on passe au suivant pour ne pas perdre trop de temps ; à la fin du tour, ceux qui n'avaient rien dit sont de nouveau interrogés, et c'est par ceux-là que commence le débat :

- sur quels éléments vous basez-vous ?
- quels sont les éléments en faveur de ce médicament ?
- y-a-t-il des éléments qui vont contre ?
- si oui, sont-ils importants ou non ?

A chaque réponse et en fonction de l'importance du point soulevé, une autre question est renvoyée vers les étudiants qui doivent se prononcer.

Ainsi, sont successivement décortiqués les symptômes de l'observation, les regroupements possibles entre ceux qui d'une part seront placés dans les signes locaux, ceux qui d'autre part, seront regroupés pour le choix du médicament chronique, chacun étant inscrit au tableau pour mieux fixer les idées et avoir toujours sous les yeux les médicaments en discussion. On obtient ainsi un puzzle de l'observation à partir duquel pourront être discutés, toujours sur le même mode des questions ping-pong, les dilutions en fonction du niveau de similitude. Ceci fait, il ne reste plus qu'à conclure : ***l'enseignant retrouve sa place pour la synthèse du cas et quelques commentaires.***

Cette formule maintenant bien rodée me semble avoir des avantages certains dans la mesure où chacun (au besoin en le secouant !) est obligé, du fait du tour de table, de donner des éléments, mais également de se justifier et de s'investir aussi bien dans l'analyse constructive que dans la critique.

Elle permet de corriger sur le vif les erreurs, mais ***toujours par le biais d'une question non agressive posée à l'ensemble*** *et d'analyser sur le champ la valeur de la réponse par une autre question, le juge étant le «collège» des étudiants.*

*Elle permet de recentrer et de valoriser les questions en guidant les étudiants de façon à ce qu'****ils suivent un schéma directeur dans la mesure où figurent au tableau différents cadres*** *correspondant à l'ordre de valorisation et de hiérarchisation que nous utilisons en pratique courante.»*

Au cours de la discussion entre les enseignants qui suivit l'exposé d'Yvon Lalanne, tous furent d'accord sur la nécessité de **privilégier la méthode lecture/débat en partant d'observations cliniques vécues.**

Les observations fictives sont à rejeter pour les raisons déjà énoncées.

Les observations empruntées à d'autres médecins ont l'inconvénient grave de ne pas avoir été vécues par celui qui devra répondre aux questions posées par le groupe et commenter la prescription en fin de séance.

Certains animateurs ont essayé de lancer la discussion à partir d'observations de médecins déjà installés désirant se tester eux-mêmes. Cela marche parfois. Les inconvénients sont multiples. Celui qui fait l'exposé prend la place du leader, il se différencie du groupe... et accepte en général très mal la moindre critique.

Convient-il d'adopter un plan standard d'observation, un questionnaire uniforme ? La vivacité du débat a prouvé qu'il était préférable de respecter la personnalité des enseignants. Chaque médecin aborde son malade à sa façon. Il ne fera «vivre» sa consultation devant son auditoire qu'en restant naturel. Les cas cliniques sont multiples. Il vaut mieux indiquer le cheminement de la consultation telle qu'elle s'est effectuée dans la réalité du colloque médecin-malade.

Quelques schémas inscrits au tableau et adaptés à la pathologie envisagée permettent aux étudiants de ne pas se perdre.

Le schéma le plus simple, valable en pathologie aiguë, celui de la croix de Saint-André (page 13), s'adapte facilement aux maladies chroniques. Il a l'avantage d'être connu des étudiants qui le pratiquent lors de l'enseignement théorique de la Matière Médicale.

Samuel Hahnemann ne valorisait pas le psychisme par rapport au somatique, le «général» vis-à-vis du «local», ni inversement. Il retenait comme caractéristiques, spécifiques de l'indication d'un médicament les symptômes frappants, remarquables par leur appartenance à un groupement pathogénétique analogue au cas morbide.

Les animateurs peuvent selon la pathologie envisagée, utiliser d'autres schémas en accord avec la méthode générale d'individualisation.

La maieutique des enseignements dirigés

Socrate est le précurseur des animateurs d'enseignement dirigés. Son art consistait à obliger ses disciples, malgré leurs difficultés relationnelles éventuelles, à accoucher (maïeutique) de la définition réelle de l'idée, objet de la controverse.

Un enseignement dirigé homéopathique doit aboutir à l'acte, la rédaction d'une ordonnance mûrement réfléchie. Yves Saint-Jean a l'habitude de laisser quelques minutes aux participants en fin de séance pour ce travail.

Le déroulement de la séance lecture/débat est simple :

- l'enseignant lit distinctement l'observation vécue par lui en évitant de donner la moindre indication thérapeutique. Les étudiants prennent des notes et l'un d'entre-eux résume, au tableau, les symptômes.

- quelques minutes de réflexion en silence.

- un tour de table général dirigé par l'animateur qui doit s'abstenir de donner son point de vue, permet de noter au tableau le ou les médicaments envisagés par l'auditoire.

L'animateur incite chacun à donner les raisons de son choix. Ceux qui estiment ne pas avoir assez d'éléments pour répondre posent à l'enseignant les questions qu'ils auraient faites au malade : préciser une sensation, une modalité, s'enquérir de ce qui s'est passé au début de la maladie, des modifications somatiques ou psychiques concomitantes de la maladie, des examens pratiqués...

Aigu — Circonstances étiologiques

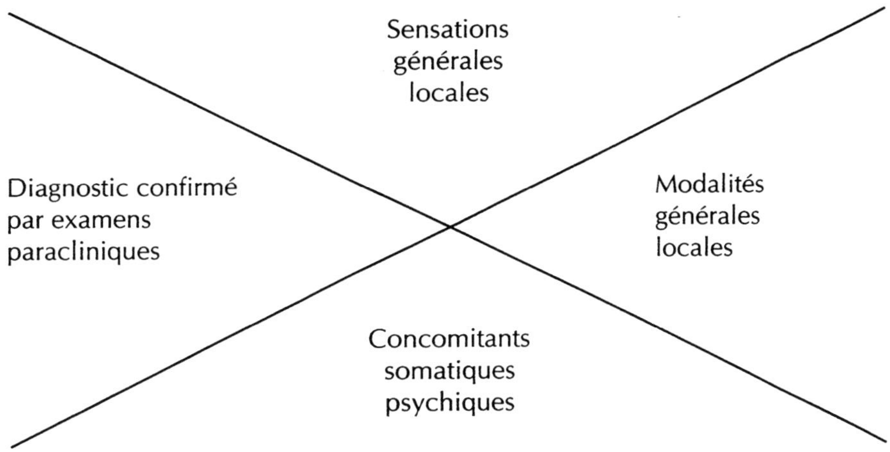

Chronique — Correspondances étiologiques

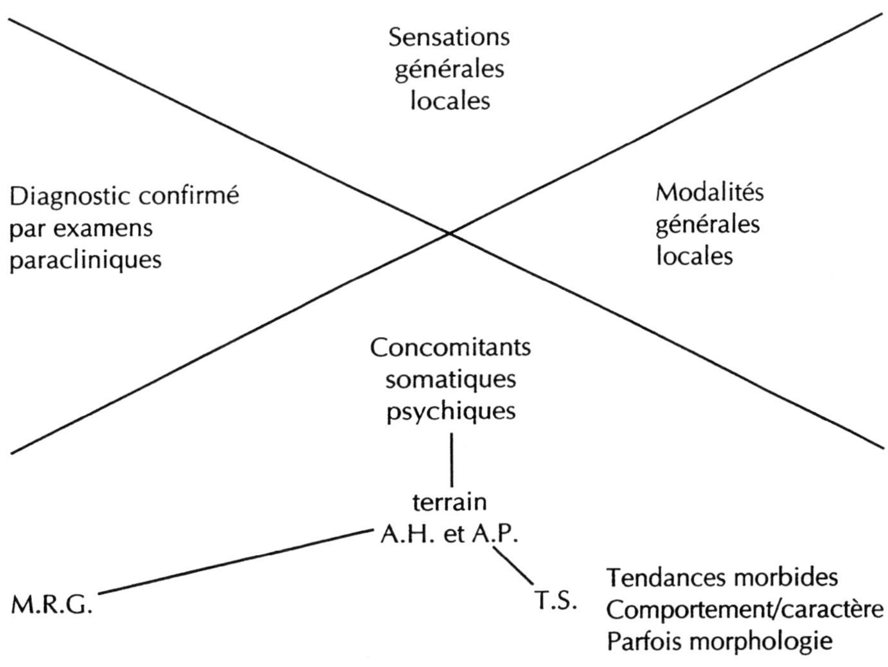

On discute ensuite de la posologie et on évoque une ou plusieurs ordonnances possibles. L'enseignant est le seul à ne pas dire ce qui a été effectivement prescrit, selon la technique de Philippe Demange, ou bien il préfère d'emblée discuter sa première prescription, par rapport aux suggestions des participants.

On procède de la même façon pour la deuxième consultation... et pour les autres suivant le temps disponible.

Une synthèse et un commentaire en fin de séance permet à l'enseignant à partir du cas clinique concret, de rappeler les règles à mettre en pratique suivant la diversité des malades et des pathologies.

Organisation

La taille des groupes est essentielle. Pour fonctionner convenablement un enseignement dirigé doit s'adresser à un groupe restreint, dix à quinze participants au maximum.

D'après notre expérience, la durée la plus favorable d'une séance est d'environ une heure, en raison des temps de réflexion indispensables.

Il convient aussi de tenir compte du niveau de connaissances théoriques des participants et de la répartition entre médecins déjà installés et étudiants en fin d'études.

C'est pourquoi, à Bordeaux, les enseignements dirigés sont répartis d'une manière inégale entre les deux cycles :

- **dans le premier cycle** correspondant à la première année, les six heures d'enseignements dirigés sont réparties en deux réunions de trois heures, à un mois d'intervalle, à partir du milieu du deuxième trimestre.

Les participants ont été reçus à l'examen probatoire. Celui-ci porte sur les indications aiguës des grands médicaments polychrestes et sur les médicaments complémentaires dans les affections aiguës les plus courantes, étudiées dans les cours de thérapeutique : angines, grippe non compliquée, suppurations aiguës, otites, sinusites...

En une heure, selon la méthode lecture/débat, l'enseignant présente deux à trois cas aigus de sa pratique.

Les indications sont simples et le nombre des médicaments possibles restreint. Avec trois enseignants qui alternent toutes les heures, trois groupes de dix à quinze participants se gèrent facilement, à condition de veiller au départ à une répartition correcte des effectifs.

- **en deuxième cycle** (seconde et troisième année) cela se complique en raison d'une inégalité plus grande entre les connaissances théoriques.

Les dix-huit heures d'enseignements dirigés sont réparties en une réunion de trois heures chaque mois à partir de la fin du premier trimestre, avec à chaque fois trois enseignants qui alternent chaque heure.

Le choix des observations présentées est fonction de l'enseignant. En général il tient compte des cours de thérapeutique effectués dans le mois.

Michel Durand remarque l'intérêt «pour éviter la passivité des participants», de choisir des observations de cas cliniques qui interpellent :
- maladies chroniques anciennes
- échecs répétés des traitements classiques
- évolution de pathologies aiguës itératives où la fréquence des récidives s'accélère
- choix nosologiques difficiles où les traitements classiques n'existent pas
etc.

Techniques d'appoint

La méthode lecture/débat à partir d'une observation vécue par l'enseignant se rapproche le plus de la réalité. Cela peut être illustré par la présentation de documents photographiques.

Les techniques audio-visuelles sont susceptibles d'apporter un supplément d'informations non transmissibles par un exposé oral simple.

Philippe Desobeau propose :

«- l'écoute de consultations enregistrées sur magnétophone (une expérience faite l'an passé avait été très appréciée)
- la projection de consultations enregistrées par camescope VHS (une télévision avec prise péritel est nécessaire sur place.»

Il existe des cassettes-vidéo bien faites de consultations homéopathiques effectuées en milieu hospitalier. Cela permet d'illustrer un type sensible, une pathologie dermatologique... Les commentaires sont évidemment du médecin ayant effectué les prises de vue. L'enseignant peut répondre aux questions posées par son groupe.

L'homéopathie est une discipline clinique. Son enseignement sera véritablement efficace en milieu hospitalier lorsque son intégration dans les C.H.U. sera totale.

Denis Demarque

Dr Denis Demarque

Observation n° 1

Madame D., 39 ans, employée dans une maison de couture.

Première consultation : le 6 décembre 1974

Consulte pour asthme et coryza spasmodique perannuel.

Antécédents héréditaires :

Sa mère a eu de l'eczéma et elle signale des antécédents plus lointains de diabète, d'artérite et d'infarctus du myocarde.

Antécédents personnels :

Depuis la seconde enfance, éternuements en salve tous les matins, et rhinorrhée aqueuse abondante non irritante. Cela a toujours persisté.

Tendance à l'urticaire par l'eau, surtout par les bains de mer.

Enfant, elle était «d'une timidité maladive», «pleurant tout le temps», «ayant peur de l'orage».

Mariée à un homme éthylique invétéré, et volontiers violent, elle vit dans la crainte.

A 27 ans, naissance d'un fils ardemment désiré, après une grossesse normale. Cependant, c'est après l'accouchement que surviennent les premières bronchites asthmatiformes tous les hivers, puis des crises d'asthme qui augmentent en fréquence et en intensité malgré la **Theophylline**, trois cures au Mont-Dore, des traitements par acupuncture et homéopathie.

Testée par un allergologue, à 32 ans, elle se révèle selon ses dires «sensible à tout» : poussières, pollens, graminées, sulfamides, poils de chat, moisissures surtout... Des essais de désensibilisation à la poussière, aux pollens, aux poils de chat... sont abandonnés parce que, malgré l'assiduité de cette malade très docile, les séances sont inefficaces et aggravent souvent.

Le coryza spasmodique se manifeste toute l'année avec les mêmes symptômes que dans l'enfance. L'asthme survient actuellement en toutes saisons. Il est aggravé par la fumée de cigarettes, les parfums, les pollens, et surtout par les chocs émotifs suscités par les fureurs de son alcoolique de mari qui va jusqu'à la battre.

Type sensible :

Femme de morphologie intermédiaire, équilibrée, bien étoffée. Elle se dit très frileuse, souvent fatiguée, et se plaint d'une sensation fréquente de faiblesse et de gêne dans le dos. Calme, douce et émotive, elle ressent des angoisses, une sensation de boule au niveau du larynx.

Elle dit ne pas supporter les tentatives de consolation que lui prodiguent ses camarades d'atelier. Cela l'agace et l'aggrave. Pas de désirs ou aversions alimentaires évidents.

Discussion :

Elle a suscité de nombreuses questions et suggestions du groupe en raison des contradictions apparentes entre les symptômes généraux et les divers éléments du type sensible.

Cette enfant d'une timidité maladive, pleurant tout le temps, cette femme docile, calme, douce, émotive, de morphologie équilibrée, avec une certaine tendance à l'obésité, fait irrésistiblement penser à *Pulsatilla.*

C'est un piège fréquent dans l'analyse d'une observation de se polariser d'emblée sur le type sensible et particulièrement sur le psychisme. L'étude préalable du mode réactionnel général et des pathologies correspondantes évite les dérapages.

Les modalités du coryza et de l'urticaire évoquent *Natrum muriaticum.* Une simple question le confirmera, la malade est aggravée par la consolation.

Cependant, elle est très frileuse, contrairement à *Natrum muriaticum.* Le mode réactionnel général étant psorique, il convient de retenir *Psorinum.*

La peur de l'orage n'est pas toujours en relation avec *Phosphorus, Natrum muriaticum* est aussi aggravé par l'orage.

Kalium carbonicum semble plus lointain. La frilosité et la sensation de faiblesse des lombes laissent planer un doute.

Les angoisses, la sensation de boule au niveau du larynx sont en faveur d'*Ignatia.*

Prescription

Prendre au réveil	Lundi)	
	Mercredi)	*Ignatia* 15 CH : 3 granules
	Vendredi)	

Mardi)
Jeudi) *Natrum muriaticum* 15 CH : 3 granules
Samedi)

Deuxième consultation : le 17 mars 1975

La malade revient très satisfaite. Elle n'a eu ni bronchite, ni asthme. Elle consulte pour une sinusite maxillaire droite avec mouchage jaunâtre, épais, et mucosités jaunâtres, visqueuses, filantes, au niveau du pharynx. Elle signale par ailleurs, avant les règles, une sensation de lourdeur douloureuse le long de la saphène interne gauche avec besoins impérieux de remuer les jambes. L'apparition des règles calme immédiatement ces symptômes. Tension artérielle 12/7.

Prescription :

Continuer le traitement précédent.

Prendre jusqu'à guérison de la sinusite, toutes les trois heures pendant la journée :
Kalium bichromicum 5 CH : 3 granules.

Prendre du 14ème jour du cycle jusqu'à la fin des règles :
Zincum metallicum 5 CH : 3 granules au coucher.

Troisième consultation : le 9 décembre 1975

Elle n'a eu qu'une crise d'asthme, forte, le 29 juillet après un décès dans sa famille. Dans l'ensemble, Madame D. se dit beaucoup plus détendue. Elle insiste sur sa sensibilité à l'humidité.

Prescription :

Au réveil chaque dimanche : *Natrum muriaticum* 15 CH : 1 dose

Prendre au réveil Lundi)
Mercredi) *Ignatia* 15 CH : 3 granules
Vendredi)

Mardi)
Jeudi) *Dulcamara* 15 CH : 3 granules
Samedi)

continuer *Zincum* 5 CH avant les règles.

Revue deux fois en 1976, Madame D a pris des doses de *Psorinum* 30 CH, une fois par mois, *Ignatia* et *Natrum muriaticum* de temps à autre. Elle a eu deux crises d'asthme espacées.
Le 8 novembre 1976, elle se dit «méconnaissable par rapport à il y a deux ans».

Elle revient le 26 décembre 1977

pour une rechute d'asthme et des phénomènes dépressifs légers. Son mari est mort le 24 octobre. Depuis, elle maigrit malgré un bon appétit, et se plaint «d'avoir les membres en verre». Elle a pris d'elle-même *Ignatia*, cette fois peu efficace.

Prescription :

Natrum muriaticum 15 CH : 3 granules au réveil
Thuya 15 CH : 3 granules au coucher.

En un mois, ces symptômes disparaissent. Madame D. a une seule crise d'asthme, en août 1978.

Très active, en fin 1978, elle prend la direction de la maison de couture.

Revue une fois, en décembre 1979, pour surmenage professionnel.
Elle n'a plus d'asthme, ni de coryza.

En juin 1982, asthme après la mort de son père. Pour la première fois, les crises surviennent selon un horaire précis, de 2 heures à 5 heures du matin.

Je prescris *Ignatia* 15 CH au réveil : 3 granules
Au coucher, *Natrum muriaticum* 15 CH et *Kalium carbonicum* 15 CH en alternance un soir l'un, un soir l'autre.

L'amélioration est rapide.

La dernière consultation date du 27 mars 1984.

Madame D. n'est pas revenue plus tôt parce qu'elle se porte bien, n'a plus de manifestations de coryza spasmodique ni d'asthme. Très active, elle entreprend et voyage pour la maison de couture qu'elle dirige. Une conjonctivite récente par exposition aux pollens de mimosas montre que sa prédisposition allergique persiste.

Reprendre une dose de *Psorinum* 30 CH, une fois par mois et *Poumon histamine* 30 CH en cas de réaction aux pollens.

Commentaires :

Cette observation montre la nécessité de ne pas privilégier systématiquement dans l'individualisation, le type sensible souvent mixte. La simple collecte des symptômes ne suffit pas. Le raisonnement clinique doit intervenir dans la valorisation et la hiérarchie des signes les plus frappants et spécifiques.

Le mode réactionnel dominant de cette malade, en raison de ses antécédents héréditaires et personnels, est évidemment psorique. *Psorinum* a été prescrit en fin de traitement. Il aurait pu l'être plus tôt en raison de la frilosité et de l'aggravation hivernale de l'asthme lors des premières crises.

Le terrain allergique n'est pas exclusivement psorique. Le mode réactionnel sycotique est évoqué par un symptôme clef rare, mais très caractéristique de *Thuya*, exprimé spontanément par la malade en décembre 1977 : l'impression d'avoir les membres en verre.

Kalium carbonicum évoqué dès la première consultation s'est signalé par son horaire caractéristique, 2 heures du matin, seulement en 1982.

Dr Denis Demarque

Observation n° 2

Première consultation le 8 mars 1977

Monsieur A., 76 ans, me consulte pour une dermatose erythémato-squameuse se développant depuis une quinzaine de jours. Elle siège au cou, à la face externe des bras et des avant-bras, aux jambes, surtout à la jambe droite très oedématiée. Le prurit, intense, est aggravé à la chaleur du lit.

Antécédents personnels :

En excellente santé jusqu'à 55 ans, Monsieur A. a été traité à cet âge pour une tuberculose rénale droite (**Rimifon, Trecator**...). Les examens cyto-bactériologiques et l'inoculation aux cobayes sont depuis négatifs.

Type sensible :

Monsieur A. a repris des occupations paisibles de propriétaire terrien. C'est un homme grand et large, d'allure calme et peu enclin aux confidences psychologiques. Taches violâtres sur le dos des mains. Tension artérielle 14/8.

Discussion :

Sous l'influence des systèmes morpho-psychologiques, les étudiants ont souvent tendance à privilégier la typologie par rapport à la clinique et aux signes caractéristiques de la réaction individuelle du malade.

Calcarea carbonica a donc été évoqué chez ce malade de morphologie carbonique et de comportement calme.

Cependant, les symptômes pour lesquels le malade consulte sont en rapport avec la dermite d'apparition récente s'accompagnant d'oedème important de la jambe droite et d'un prurit insupportable aggravé à la chaleur du lit, provoquant l'insomnie. Il convient d'envisager en premier les symptômes somatiques récents pathognomoniques de la maladie et la sensation caractéristique d'aggravation par la chaleur du lit.

Prescription :

Psorinum 12 CH une dose le 1er jour
Psorinum 15 CH une dose le 2ème jour
Psorinum 30 CH une dose le 3ème jour
Psorinum 30 CH une dose le 21ème jour
Apis mellifica 7 CH 3 granules toutes les 6 heures en cas de prurit
Sarsaparilla 7 CH 3 granules chaque jour.

Deuxième consultation le 31 mars 1977

Le jambe droite est moins oedématiée mais les lésions persistent. Les modalités sont moins nettes. Le prurit s'aggrave au lit, mais le malade ne recherche pas la fraîcheur et une douche très chaude lui donne une impression de mieux-être.

Arsenicum album 15 CH, 3 granules deux fois par jour.

Troisième consultation le 27 mai 1977

L'amélioration est considérable avec disparition progressive des lésions du cou, des membres supérieurs puis des jambes, sauf aux chevilles.

Le malade me signale que depuis quelques années, il a chaque année, en octobre/ novembre, une attaque de goutte aux gros orteils. Les pieds sont alors violacés et il recherche la chaleur. Il ressent parfois un léger vertige avec l'impression de marcher de travers. Tension artérielle 14/8.

Prescription :

Arsenicum album 15 CH 3 granules chaque jour au coucher

Alterner le matin au réveil :
Colchicum autumnale 15 CH 3 granules
Baryta carbonica 7 CH 3 granules.

Quatrième consultation le 10 octobre 1977

Monsieur A. consulte pour une rechute de sa dermatose. Il a repris de lui-même *Arsenicum album* 15 CH deux fois par jour, et cependant cela augmente sur les jambes, aux creux poplité surtout avec aspect en peau de léopard et suintement. Oedème pâle et froid au toucher au niveau des paupières inférieures.

Prescription :

Rhus toxicodendron 15 CH deux fois par jour
Arsenicum album 30 CH une fois par jour
Faire un bilan biologique.

Cinquième consultation le 30 novembre 1977

Monsieur A. a stoppé tout traitement depuis 10 jours. Il ne subsiste qu'une petite plage de dermatose à chaque cheville.

Il a, comme chaque année, sa crise de goutte, mais très atténuée, cette fois-ci à l'orteil gauche. Spontanément, le malade dit avoir le pied droit plus froid que le gauche. Tension artérielle 15/8.

Examen hématologique :

Hématies	4 400 000
Hémoglobine	13,3
Hématocrite	41
Leucocytes	9 700
Poly neutro	46
éosino	5
baso	0
Lymphocytes	45
Monocytes	3
V.S. 1ère heure	17m/m
2ème heure	43m/m

Examen de sang :

Urée	0,40
Glycémie	1,13
Cholestérol	1,90
Triglycérides	0,34
Créatinine	10mg
Acide urique	0,090

Prescription :

Lycopodium 7 CH
Sarsaparilla 7 CH
un jour l'un, un jour l'autre.

Une inoculation des urines aux cobayes, pratiquée par prudence en juillet 1978, est négative.

En octobre 1982, la numération et la formule leucocytaire sont normales.

V.S. 1ère heure	6m/m
2ème heure	10m/m
Urée	0,35
Glycémie	1,01
Cholestérol	2,50
Triglycérides	0,57
Acide urique	0,077
Créatinine	11,5

Revu à trois reprises depuis, Monsieur A. se porte bien. Pas de récidive de l'eczéma. Il prend par périodes *Berberis* en 7 CH et des doses de *Lycopodium* en 15 CH alternées, tous les 15 jours, avec des doses d'*Arsenicum album* 30 CH dont il a le psychisme. Lui-même se montre toujours aussi discret mais sa fille, venue pour elle-même, me dit que son père, très actif même physiquement malgré ses 83 ans, déclare laconiquement de temps à autre qu'il ne faut pas se fier aux apparences et «qu'il est foutu».

Commentaires

Lors de la première consultation, ce malade très laconique consulte pour une manifestation dermatologique évoquant le mode réactionnel général psorique. La notion de tuberculose rénale est en faveur d'un mode psoro-tuberculinique.

Malgré l'intensité du prurit et son aggravation marquée à la chaleur du lit, *Sulfur* et *Tuberculinum* me paraissent à exclure par crainte d'une réactivation de la tuberculose rénale. *Calcarea carbonica* suggéré par le comportement et la morphologie ne correspond pas au symptôme le plus frappant, l'intensité du prurit aggravé à la chaleur.

Il était logique à la fin de l'hiver de commencer le traitement par *Psorinum*, de prescrire *Apis mellifica* en raison de l'oedème de la jambe droite et *Sarsaparilla* indiqué par les taches violâtres sur le dos des mains.

Lors de la seconde consultation, le changement de modalité thermique était en faveur d'*Arsenicum album* dont l'action fut spectaculaire, la disparition des lésions cutanées s'effectuant de haut en bas, éventualité favorable selon Hering*.

La prescription de *Baryta carbonica* en mai 1977, se justifie par l'existence de vertiges chez cet homme âgé de comportement exagérément calme évoquant un début de sclérose vasculaire.

C'est un symptôme clef caractéristique (la sensation de pied droit plus froid que le gauche) qui mit sur la voie de *Lycopodium* : ce médicament devait supprimer les crises de goutte après échec de *Colchicum autumnale*, prescrit d'une façon trop routinière en l'absence d'une similitude véritable.

* *Constantin Hering avait remarqué que le pronostic était favorable lorsque les symptômes disparaissaient de dedans en dehors, de haut en bas et dans l'ordre inverse de leur apparition.*

Dr Denis Demarque

Observation n° 3

Première consultation : le 23 avril 1979

Monsieur F., 35 ans, employé de la S.N.C.F. consulte pour des phénomènes dépressifs, en relation avec plusieurs échecs à des examens, et surtout à une maladie chronique très invalidante.

Très évasif sur ses antécédents héréditaires, Monsieur F. décrit longuement sa maladie qui a fait de lui «un raté». Il souffre depuis l'âge de 10 ans d'une dilatation des bronches. Il a subi une lobectomie du côté gauche. Il persiste des dilatations bronchiques au niveau du lobe moyen droit. De fréquentes poussées de surinfection avec fièvre et parfois dyspnée asthmatiforme ont perturbé sa vie scolaire et professionnelle. Malgré des séances quotidiennes de déclive, il expectore à longueur de journée. Chaque année, il passe trois mois d'hiver en cure à Amélie-les-Bains. Il reçoit le vaccin C.C.B. Pasteur à l'automne et au printemps et des antibiotiques lors des poussées de surinfection.

Maigre et barbu, il est très sensible au froid, surtout humide. Il déteste les aliments gras qui l'écoeurent et sont mal tolérés. Très déprimé, il manque de confiance en lui et voudrait être à la retraite. Tension artérielle 13/8.

Discussion

Chez ce malade, une suppuration chronique existant depuis 25 ans évoque le mode réactionnel sycotique, particulièrement les pathogénésies de *Thuya* et de *Natrum sulfuricum*.

Le type sensible est en faveur de *Silicea*, médicament charnière entre les modes réactionnels psoro-tuberculinique et sycotique. *Silicea* est le médicament essentiel des suppurations chroniques. *Pulsatilla*, volontiers complémentaire, se trouve confirmé par une aversion et une intolérance très marquées aux aliments gras.

Il faut aussi tenir compte des lésions anatomo-pathologiques des bronches (*Calcarea fluorica*) et des troubles du métabolisme minéral (*Calcarea carbonica, Natrum muriaticum*).

Prescription :

Silicea 30 CH
Calcarea fluorica 30 CH en doses alternées un dimanche l'un, un dimanche l'autre
Pulsatilla 7 CH deux fois par jour
Antimonium tartaricum 5 CH toutes les deux heures en cas de surinfection.

Deuxième consultation : le 18 septembre 1979

Le moral est meilleur. Sa femme qui l'accompagne insiste sur son extrême méticulosité. «Il est maniaque de l'ordre» et tyrannise sa fille sur ce point.

Prescription :

Même traitement en ajoutant des doses de :
Arsenicum album 15 CH une fois par semaine
Pulsatilla 7 CH une seule prise par jour.

Revu tous les six mois depuis cette époque, Monsieur F. n'a plus eu recours aux antibiotiques. *Antimonium tartaricum* reste constamment efficace sur les poussées de surinfection de plus en plus rares. J'ajoute lors de ces épisodes *Pyrogenium* 7 CH une fois par jour.

En juin 1981, je lui prescris *Lycopodium* 7 CH trois fois par semaine, sur la notion d'une uricémie à 82 mg/l, avec une amélioration nette de l'appétit et de l'état général. Il a repris un poids normal pour sa taille.

En hiver 1981, *Natrum sulfuricum* 7 CH a été administré cinq jours par semaine en raison de l'aggravation toujours très marquée par le froid humide.

Il a bénéficié de *Manganum* 15 CH trois fois par semaine lors d'épisodes de fatigue au retour de son travail avec besoin de s'allonger une heure ou deux.

L'expectoration a diminué progressivement, sans cesser totalement. Maintenant (dernière consultation en septembre 1985), il travaille toute l'année, a cessé les cures thermales, l'appétit est excellent, le moral très bon.

Il prend toujours de manière plus espacée et en variant les dilutions ses médicaments de fond : *Silicea, Pulsatilla, Arsenicum album*, parfois *Natrum muriaticum, Thuya* et *Calcarea carbonica.*

Commentaires :

La frilosité extrême, le manque total de confiance en lui orientent vers *Silicea*. On verra ensuite apparaître des médicaments du mode réactionnel sycotique, *Thuya* et *Natrum sulfuricum.*

Lors de la seconde consultation, des précisions données entretemps par sa femme sur le comportement de son mari, motiveront la prescription d'*Arsenicum album*.

A noter la prise transitoire de *Lycopodium* sur la notion d'uricémie et de perte de l'appétit, puis de *Manganum* sur la modalité psychique très caractéristique d'amélioration remarquable par le repos allongé.

Il aurait été intéressant d'effectuer chez ce malade des examens para-cliniques de sa fonction respiratoire. Cela n'a pas été possible, Monsieur F. refusant l'éventualité d'un retour même passager en milieu hospitalier.

Dr Denis Demarque

Observation n° 4

Première consultation : le 30 novembre 1978

Madame F., 47 ans, vendeuse.

Cette malade a eu à son retour de vacances fin août, un épisode diarrhéïque de 4 jours, suivi d'amaigrissement et d'arthralgies mal précisées avec enflure de diverses articulations périphériques, poignets, genoux, pieds, avec une prédominance gauche nette.

Elle était gênée par une sensation de raideur dans les mains et dans les pieds, avec un manque de force dans les mains très invalidant dans sa profession. Elle a consulté un rhumatologue début septembre. Sur un dossier radiologique important, dont je n'ai malheureusement pas eu connaissance, celui-ci a porté le diagnostic de pelvi-spondylite. Il a prescrit deux **Indocid** par jour. Ce traitement a diminué la sensation de raideur, mais il a eu peu d'influence sur les douleurs et sur la vitesse de sédimentation.

V.S.	le 05.09.78	1h : 90m/m	2h : 105m/m
	Le 24.10.78	1h : 102m/m	2h : 118m/m
	Le 07.11.78	1h : 70m/m	2h : 98m/m

Waaler Rose et Latex négatifs.
Uricémie : 0,029

D'autres examens ont été pratiqués (facteur H.L.A. B 27 ?)
La malade n'en a pas connaissance.

Antécédents personnels :

Un fils de 10 ans. A 45 ans, hysterectomie totale pour fibrome.

Type sensible :

Femme petite, rabougrie, de morphologie fluorique avec cyphoscoliose existant depuis l'enfance, très frileuse et asthénique depuis sa maladie. Se dit très ordonnée. Tension artérielle 14/8.

Discussion :

Les caractéristiques des sensations douloureuses et leurs modalités n'ont pas pu être précisées malgré toutes les questions formulées. Il est important de soulager le malade, c'est pourquoi l'**Indocid** efficace sur les sensations de raideur a été continué.

Le médicament correspondant au type sensible constitutionnel, *Calcarea fluorica*, aurait pu être prescrit d'emblée.

Il était préférable de privilégier *Arsenicum album* qui a dans sa pathogénésie des signes de rhumatisme inflammatoire. L'épisode initial d'infection intestinale suivi d'amaigrissement rapide, de frilosité et d'asthénie était très caractéristique.

Le caractère ordonné est une raison supplémentaire mais contingente. Très vaillante, la malade n'est pas anxieuse ni déprimée.

Ce médicament aurait pu être prescrit seul. La prise en compte d'un mode réactionnel sycotique s'étant manifesté deux ans plus tôt par le développement d'un fibrome permettait de gagner du temps et d'éviter un manque de réaction possible au médicament bien indiqué par ailleurs.

Prescription :

Thuya 15 CH 3 granules au réveil
Arsenicum album 15 CH 3 granules au coucher
Essayer de diminuer l'**Indocid**, mal toléré sur le plan gastrique.

Deuxième consultation : le 27 février 1979

L'amélioration de l'état général est nette, la malade ne ressent plus de fatigue, elle a repris 1,5 Kg et souffre un peu moins : elle avait cessé complètement l'**Indocid**, elle a dû en reprendre une gélule par jour lorsque la raideur des mains se manifestait à nouveau.

V.S. 1h 20m/m
2h 42m/m

Prescription :

Mêmes médicaments quotidiens sauf le dimanche.
Thuya 30 CH
Arsenicum album 30 CH en doses alternées le dimanche.

Troisième consultation : le 29 mai 1979

La malade se dit «transformée» depuis le début du traitement homéopathique.

V.S. 1h 12m/m
2h 35m/m
Même prescription.

Quatrième consultation : le 25 septembre 1979

V.S. 1h 15m/m
2h 38m/m

La malade souffre peu, sauf du pied gauche, ce qui l'oblige à marcher avec des chaussons. Une radiographie décèle une légère ostéoporose.

Prescription :

Thuya 15 CH
Arsenicum album 15 CH 3 granules alternés au réveil sauf le dimanche
Calcarea fluorica 4 CH 3 granules chaque soir au coucher
Calcarea fluorica 30 CH 1 dose un dimanche sur deux.

Cinquième consultation : le 8 janvier 1980

L'amélioration a été rapide : la malade ne souffre plus et se chausse normalement. Cependant, elle a supprimé totalement l'**Indocid**. Les mains sont très souples, elle dit avoir l'impression «de ne jamais avoir rien eu».

V.S. 1h 12m/m
2h 30m/m

Même prescription.

Sixième consultation : le 10 juin 1980

L'amélioration se maintient.

V.S. 1h 10m/m
2h 30m/m

Septième consultation : le 16 décembre 1980

La malade est moins bien, depuis environ deux mois, elle souffre du dos la nuit, depuis le bas de la cage thoracique jusqu'à la région sacro-lombaire.

V.S. 1h 60m/m
2h 87m/m

Ces symptômes nouveaux me paraissent en faveur du diagnostic de pelvi-spondylite porté par le rhumatologue.

Prescription :

Thuya 15 CH
Arsenicum album 15 CH alternés au réveil sauf le dimanche
Rhus toxicodendron 15 CH 3 granules chaque soir au coucher

Lors des consultations suivantes, la malade ne se plaint plus de douleurs, l'état général est bon ; «j'ai repris mes trente ans» dit-elle le 23 février 1983.

V.S.	le 17.03.81	1h	14m/m
		2h	35m/m
	le 23.06.81	1h	13m/m
		2h	34m/m
	le 20.10.81	1h	21m/m
		2h	45m/m
	le 17.02.82	1h	17m/m
		2h	35m/m
	le 29.06.82	1h	05m/m
		2h	15m/m

La malade ressent rarement quelques douleurs soit au niveau des articulations périphériques, soit à celui du rachis lombaire.

Elle a été revue le **26 octobre 1982** et le **4 octobre 1983** pour des épisodes bénins d'infection urinaire à proteus, puis à colibacille : ce qui peut expliquer une légère remontée de sa V.S.

1h	22m/m
2h	51m/m

Ceci est en faveur du terrain sycotique.

Dernière prescription :

Thuya 15 CH
Arsenicum album 15 CH
Rhus toxicodendron 15 CH 3 granules au réveil deux fois par semaine pour chaque médicament
Calcarea fluorica 30 CH
Medorrhinum 15 CH en doses alternées le dimanche.

Commentaires :

Cette observation illustre l'importance des circonstances chronologiques dans le

choix du traitement. L'épisode diarrhéique, l'amaigrissement rapide, la frilosité et l'asthénie concomitantes orientent immédiatement vers *Arsenicum album*. Il convient de toujours s'enquérir de ce qui s'est passé au début de la maladie.
Thuya devait antidoter les effets iatrogènes de l'**Indocid**. Il correspond par ailleurs à l'existence d'un fibrome de l'utérus dans les antécédents (M.R.S.).

Calcarea fluorica a été prescrit à la quatrième consultation sur la notion de morphologie et l'existence d'ostéoporose et d'un fibrome.

Les épisodes d'infection urinaire confirment le terrain sycotique ce qui justifie la prescription de *Medorrhinum* de première importance chez de nombreux rhumatisants.

Dr Denis Demarque

Observation n° 5

Première consultation : le 20 octobre 1981

Monsieur A., employé à la S.N.C.F.

Ce malade est adressé par son médecin parce qu'il «traîne un Fiessinger-Leroy-Reiter depuis dix mois». En arrêt de travail, il est très handicapé, marche difficilement et souffre beaucoup malgré les traitements suivis.

Bien portant jusqu'à l'âge de 35 ans. Le malade a été opéré de hernie discale L4-L5 en 1968. A partir de 44 ans, il a souffert de nouveau de sciatique droite à différentes reprises, puis s'est plaint de douleurs vives bilatérales dans la région des crêtes tibiales. Le médecin de la S.N.C.F. l'a adressé dans un service de neurologie où l'on a effectué un électro-myogramme le 2 décembre 1980, et une biopsie musculaire à la jambe droite. Le lendemain, il a ressenti une raideur de cette jambe et le genou droit a doublé de volume, puis le genou gauche. Il a été transféré dans un service de maladies infectieuses où le chef de service a porté le diagnostic de syndrome de Fiessinger, Leroy et Reiter.

Le 8 novembre 1980, un mois avant son hospitalisation, le malade avait eu une urétrite (pour la première fois). Il n'y avait pas eu d'analyse bactériologique et il avait suivi un traitement par pommades (?) selon ses dires. Il n'a jamais présenté d'épisode intestinal, ni de symptômes au niveau des conjonctives et de la peau.

A l'hôpital, le malade a reçu pendant deux mois et demi, six gélules par jour d'**Indocid 25**. Les arthrites des genoux ont persisté, elles s'accompagnent d'amyotrophie, puis d'atteintes articulaires des pieds et du poignet droit.

Le médecin de la S.N.C.F. l'a fait hospitaliser à Paris dans un service de rhumatologie à l'Hôpital Ambroise Paré. Le diagnostic de F.L.R. a été confirmé. Malheureusement, je n'ai pas eu la possibilité de consulter le dossier de ce malade, ni d'avoir connaissance des examens pratiqués.

A Paris, on lui a prescrit du **Voltarène** et le malade est revenu à Bordeaux aussi handicapé. Il en est à sa 160ème injection de **Voltarène** qui ne soulage pas ses douleurs et lui provoque des maux d'estomac. A noter depuis 1,5 mois un amaigrissement de 4 kilos.

A l'examen, je constate un gonflement important des genoux et des pieds, de l'amyotrophie des jambes. Les douleurs les plus intolérables sont ressenties dans le pied gauche. Le malade marche avec peine, car à chaque pas, il a dans le talon gauche et à travers le métatarse «des élancements en coups de poignard». L'amélioration par le repos est très nette ; le malade ne peut pas préciser d'autres modalités (influence du froid, du chaud, horaires...). Il se montre agressif et impatient. Il se plaint de douleurs gastriques vagues, évidemment iatrogènes.

Discussion :

Elle a donné lieu à des échanges sur le diagnostic de la maladie de Fiessinger-Leroy-Reiter. Ici, il manque certains éléments. Il est normal de faire confiance au point de vue des deux chefs de services hospitaliers.

L'urgence est de calmer les douleurs intolérables de ce malade. Après échec de l'**Indocid** et du **Voltarène** mal supporté, la nature des sensations douloureuses et la seule modalité nette, l'aggravation par le moindre mouvement, autorisent la prescription de *Bryonia*. En pratique, les hautes dilutions sont préférables dans les syndromes douloureux. Elles peuvent être répétées avec avantage plusieurs fois par jour.

Dans un cas de rhumatisme subaigu, il est légitime de penser à *Sulfur* en raison de son action générale sur les articulations, particulièrement les genoux et sur la résorption des inflammations.

Chez ce malade agressif qui déclare consulter sur l'injonction de son médecin du travail, bien que lui-même n'ait aucune confiance et qui souffre de douleurs gastriques manifestement iatrogènes, *Nux vomica* est un médicament complémentaire évident.

La prise en compte du mode réactionnel général pourrait attendre la seconde consultation ; le risque est de ne pas revoir ce malade impatient.

D'ailleurs, le syndrome de F.L.R. correspond à un mode réactionnel mixte. L'alternance entre manifestations pathologiques au niveau de la muqueuse intestinale, de l'urètre, des conjonctives, des séreuses articulaires, évoque le mode réactionnel psorique et la recherche des signes de *Sulfur, Arsenicum album* (en raison de l'amaigrissement rapide)...

La relation étiologique avec une urétrite est en faveur d'un mode réactionnel sycotique dominant : *Thuya, Medorrhinum...*

Plusieurs ordonnances auraient été possibles. Un médicament unique ... *Bryonia* ou *Sulfur* ... à condition que le malade soit coopérant, hypothèse peu probable chez ce malade vouant les médecins aux gémonies.

Prescription :

Arrêter le **Voltarène**
Bryonia 30 CH 3 granules chaque jour au réveil
Thuya 15 CH

Medorrhinum 15 CH
en doses alternées, un dimanche l'un, un dimanche l'autre
Nux vomica 7 CH 3 granules chaque soit au coucher.

Deuxième consultation : le 21 décembre 1981

L'amélioration a été rapide sur tous les points. Le malade ne souffre plus de l'estomac et a repris du poids. Les douleurs articulaires très atténuées, se sont modifiées. Il peut marcher et se plaint surtout de douleurs du pied gauche au démarrage, le matin, parfois la nuit.

Il a ressenti quelques élancements très vifs à l'oeil gauche. La gorge rouge sombre, est le siège d'une douleur sourde irradiant vers l'oreille gauche. Il existe une légère adénite réactionnelle.

Prescription :

Consulter un ophtalmologiste.
Au réveil en les alternant un jour l'un, un jour l'autre
Bryonia 30 CH 3 granules
Rhus toxicodendron 30 CH 3 granules
chaque soir au coucher
Phytolacca 7 CH 3 granules
Continuer les doses de
Thuya 15 CH et de
Medorrhinum 15 CH

Troisième consultation : le 22 février 1982

L'ophtalmologue n'a rien décelé. La tension oculaire est normale.

Le malade ne souffre plus du tout du poignet droit, des genoux ni du pied droit. Ces articulations ont repris un aspect normal.

Il se plaint d'une douleur en demi-cercle autour du calcanéum gauche (les manifestations péri-articulaires avec inflammation du calcanéum sont classiques dans le F.L.R.) et de douleurs à l'appui sous la plante des trois derniers orteils gauches.

Prescription :

Bryonia 30 CH 3 granules au réveil chaque jour
Ledum palustre 5 CH 3 granules deux fois par jour
Alterner un dimanche l'un, un dimanche l'autre :
Thuya 30 CH 1 dose
Medorrhinum 30 CH 1 dose

Quatrième consultation le 26 avril 1982

Pas de changement. Cependant, le moral reste bien meilleur, l'activité professionnelle a été reprise depuis le début de l'année.

Depuis quelques jours, le malade s'inquiète parce qu'il ressent une douleur déjà éprouvée en novembre 1980 avant son hospitalisation pour biopsie. Il s'agit d'une douleur vive ressentie dans l'os et remontant le long de la face externe de la jambe gauche. Elle est aggravée la nuit et s'améliore en se levant et en marchant.

Prescription :

Sulfur 7 CH 3 granules au réveil chaque jour
Sulfur 15 CH 3 granules au réveil chaque dimanche

Cinquième consultation le 28 juin 1982

En 15 jours, les douleurs du talon et des orteils ont disparu complètement. Par contre, la douleur décrite lors de la consultation précédente persiste.

V.S.	1h	13m/m
	2h	32m/m
T.A.		13/8

Le malade signale que depuis le début de sa maladie, il y a alternance dans la journée de «tonus avec une certaine exubérance» et de «coups de pompe» avec taciturnité et irritabilité.

Prescription :

Sulfur 7 CH 3 granules au réveil, sauf le dimanche
Stillingia 5 CH 3 granules chaque soir au coucher
Arsenicum album 15 CH une dose au réveil chaque dimanche

Sxième consultation : le 1er décembre 1982

Revu 5 mois après la dernière consultation, Monsieur A. a passé une excellente période. Il a ressenti de temps à autre quelques élancements dans les genoux. Il consulte pour des cervicalgies qui le réveillent la nuit. Il se lève, marche, et met des compresses chaudes sur le cou. Son médecin attribue, après radiographie, ces manifestations à une cervicarthrose (?).

Prescription :

L'alternance au coucher de *Rhus toxicodendron* 30 CH et de *Magnesia carbonica* 15 CH a été rapidement efficace.

Sulfur a été poursuivi en 7 CH cinq jours sur sept
Spigelia a été prescrit en 5 CH deux fois par jour, en raison d'élancements ressentis dans les globes oculaires. Cependant, l'examen ophtalmologique ne décèle toujours rien.

Septième consultation le 12 septembre 1983

Huit mois après, Monsieur A. se porte bien. Il a constaté que l'arrêt prolongé de *Sulfur*, plus d'un mois et demi, était suivi d'une tendance à la récidive des arthralgies : elles disparaissent en quelques jours en reprenant ce médicament.

L'irritation chronique du pharynx a motivé une consultation allergologique. Une série de 50 tests est en faveur d'une allergie à la candidine. Monsieur A. est en cours de désensibilisation.

Je lui conseille de continuer *Sulfur* 7 CH, 5 jours sur 7 par périodes, en reprenant de temps à autre une dose de *Sulfur* 15 CH ou *Arsenicum album* 15 CH, une dose, s'il ressent les sensations de fatigue dans la journée, signalées le 28 juin 1982.

Commentaires :

Le changement de modalités des douleurs lors de la deuxième consultation faisait penser à *Rhus toxicodendron.*

Bryonia et *Rhus toxicodendron* sont complémentaires. Ces deux médicaments ont d'ailleurs par rapport au mouvement, des modalités alternantes : *Bryonia* est parfois amélioré par le mouvement et inversement pour *Rhus Toxicodendron.*

Les signes pharyngés et les douleurs osseuses orientaient sur *Phytolacca.*

Lors de la troisième consultation, *Ledum palustre,* prescrit en raison des douleurs plantaires, semble ne pas avoir eu d'efficacité.

Sulfur prescrit seul à la quatrième consultation a une importance majeure chez beaucoup de rhumatisants par son tropisme articulaire et sa faculté d'aider à la résorption des inflammations. Il peut faire «sortir» les signes de médicaments complémentaires.

Stillingia, médicament d'action limitée, possède dans sa pathogénésie des douleurs ostéo-périostées.

Dr Denis Demarque

Observation n° 6

Monsieur C. Robert, charbonnier, est suivi depuis 25 ans pour des manifestations allergiques cutanées, des épisodes de bronchite hivernale, de congestion hépatique (éthylisme) et, plus récemment, de douleurs arthrosiques des genoux et de l'H.T.A.

Première consultation le 16 novembre 1959

Monsieur C., 51 ans, consulte pour un eczéma vésiculeux, suintant clair, avec quelques pustules de surinfection. Cela siège autour de la bouche, sur le cou, les avant-bras, les mains, le scrotum. Depuis plusieurs années, les poussées se manifestent quand il travaille sur le bois de chêne et ont été attribuées à une allergie à la mousse du chêne. Le prurit intense est très aggravé à la chaleur, du lit surtout.

Muet sur ses antécédents héréditaires, Monsieur C. a dû abandonner sa profession de boulanger et a été réformé à 10% en raison de bronchites hivernales contractées pendant la guerre et aggravées par le contact avec la farine. Chaque hiver, il fait «sa bronchite», ce qui ne l'arrête pas dans son travail très rude.

Type sensible :

Petit, musclé, Monsieur C., optimiste et énergique, a la langue chargée d'un enduit jaunâtre, épais à la partie postérieure, un léger tremblement des mains. Il reconnaît avec jovialité prendre de «sept à huit apéritifs par jour». T.A. (pachon) 15/8.

Prescription :

Sulfur m (k)
Rhus toxicodendron (k) une dose de chaque ensemble
Nux vomica 7 CH trois granules au coucher chaque soir
Rhus vernix 4 CH trois fois par jour

La première nuit, le prurit, féroce, a été atténué par la prise de *Poumon histamine* 7 CH à volonté. Amélioration rapide de l'eczéma. Une dose de *Sulfur* 200 (k) trois semaines après et continuer les autres médicaments. Puis à partir du 9 mars, *Sulfur* 15 CH une dose une fois par semaine. Remplacer *Rhus vernix* par *Petroleum* 4 CH (fissures caractéristiques). Le 6 avril, ajouter une fois par semaine *Isopathique mousse de chêne* en 15 CH.

Malgré de nombreux contacts avec le bois de chêne, il n'y eut de récidive très discrète au poignet droit que neuf ans après, en avril 1968. Quatre doses de *Sulfur* 15 CH et de *Nux vomica* 15 CH, en alternance un dimanche sur deux, et *Isopathique mousse de chêne* en 30 CH, une fois par semaine, ont rapidement jugulé cette poussée. En septembre 1975, une troisième rechute plus forte a nécessité la prise de *Sulfur* 15 CH chaque jour, suivi de *Sulfur* 30 CH chaque jour, jusqu'à la disparition totale sur deux mois. Pas de nouvelle poussée depuis.

En juillet 1961, Monsieur C. a consulté pour quelques troubles dyspeptiques manifestement en relation avec l'abus de boissons alcoolisées. Le foie sensible débordait de trois travers de doigt.

L'alternance de doses, une semaine sur deux, de *Nux vomica* et de *Sulfur* en 15 CH puis en 30 CH, a été bénéfique, bien que les conseils d'abstinence d'alcool n'aient guère été suivis.

En décembre 1963, des céphalées avec vertiges nettement améliorées par des épistaxis disparaissent rapidement avec *Melilotus* 5 CH. T.A. 15/8. Quelques doses de *Nux vomica* et de *Sulfur*.

De 1966 à 1969, Monsieur C. consulte à diverses reprises pour des douleurs au niveau des tendons fléchisseurs, derrière les genoux qui craquent et sont déformés par l'arthrose. Cela le gêne beaucoup dans son travail. Sensation de raideur, parfois de brûlure.

Sulfur en 7 CH quotidien, aidé de *Ruta* en 7 CH puis en 15 CH, parfois de *Rhus toxicodendron*, l'améliore.

Revu en juillet 1970, il ne se plaint plus des genoux. Sa T.A. a tendance à monter : 19/8.

Doses alternées de *Nux vomica* et de *Sulfur* et *Baryta carbonica* en 7 CH quotidien.

En 1972, il laisse son métier de charbonnier, achète un magasin de fruits et primeurs et passe ses nuits au marché depuis 4 heures du matin. En 1984, à 76 ans, il mène toujours cette vie très active, porte des caisses... mais se montre plus raisonnable dans sa consommation de boissons alcoolisées. En 1980, il déclare «ne pas boire en un mois ce que je buvais en un jour».

Les bilans biologiques ont toujours été normaux. En octobre 1980 :

Urée	0,29 g/l
Glycémie	1,08 g/l
Cholestérol total	2,40 g/l
Triglycérides	1,70 g/l
Acide urique	60 mg/l
Créatinine	11,7 mg/l

La T.A. est alors à 18/9. Il prend par périodes des doses alternées de *Nux vomica* 15 CH et *Sulfur* 15 CH avec *Baryta carbonica* 7 CH quotidien. Son arthrose ne le gêne plus, les bronchites hivernales sont devenues rares. Elles sont vite jugulées, sans arrêt de travail, par la prise d'*Antimonium tartaricum* 5 CH.

En février 1983, une T.A. à 17/10 m'incite à faire effectuer un bilan cardio-vasculaire. Selon le cardiologue, «l'état cardio-vasculaire est tout à fait satisfaisant»... «l'E.C.G. traduit une hypertrophie ventriculaire gauche très marquée»... «pas de trouble conductif». Malgré le traitement habituel auquel j'ajoute une alternance, un jour l'un, un jour l'autre, d'*Aurum metallicum* et de *Phosphorus* 7 CH, en octobre 1983, la T.A. est à 20/11. Devenu sensible au froid humide, Monsieur C. vient d'avoir une bronchite. *Sulfur* est remplacé par *Natrum sulfuricum* en 15 CH, *Aurum metallicum* est prescrit en 15 CH. Des doses d'*Influenzinum* en 9 CH, tous les quinze jours, lui permettent de passer un bon hiver.

Lors de sa dernière consultation en mai 1984, Monsieur C. a une T.A. de 17/9. Il est à 76 ans, actif et optimiste.

Commentaires :

Cette observation n'a pas fait l'objet d'un E.D. Elle m'a paru intéressante par la longue durée du «suivi». On y constate la persistance du médicament de fond, *Sulfur*, chef de file du M.R.P. et avec l'âge, la complémentarité de médicaments de sclérose vasculaire, *Baryta carbonica* et *Aurum metallicum* (cela n'a rien à voir avec une soi-disant diathèse luétique, simple vue de l'esprit) et de dégénérescence tissulaire, *Phosphorus*.

L'eczéma de contact à la «mousse de chêne» est assez fréquent en Aquitaine.
«L'école bordelaise a mis en évidence les propriétés sensibilisantes de *Frullania*, hépatique qui végète sur certains arbres et rochers, principalement dans le Sud-Ouest, et que l'on appelle couramment et improprement «mousse de chêne». La collaboration de la consultation d'allergologie (Foussereau) et du Laboratoire de chimie (Pr Ourisson) de Strasbourg, a permis d'identifier l'allergène qui est une lactone sesquiterpénique voisine de celles isolées des chrysantèmes et d'autres plantes appartenant à la famille des composées, et de montrer l'existence d'allergie croisée avec l'huile de laurier noble.» (*)

Le médicament essentiel est évidemment *Sulfur*, chef de file du M.R.P., périodicité, alternance entre la peau et les muqueuses, aggravation du prurit par la chaleur du lit...

La prescription simultanée de l'antidote, *Rhus toxicodendron* avait pour but d'atténuer une réaction prévisible. Boenninghausen avait préconisé cette technique (essayée par S. Hahnemann lui-même **), la prise de *Rhus vernix* dont les signes cutanés sont les mêmes en plus accentués, prescrit en dilutions basses avait le même objectif.

1959 était une époque charnière où il était encore possible de se procurer certains médicaments en dilutions korsakoviennes.

Pendant plus de 20 ans, *Sulfur* et son complémentaire *Nux vomica*, sont restés des médicaments de fond. Avec l'âge, on voit apparaître des médicaments prescrits sur une similitude anatomo-pathologique *Baryta carbonica*, *Aurum metallicum*, *Phosphorus*.

* Jacques Charpin «Allergologie» Flammation, 1980 - 400 p.

** D. Demarque «Techniques homéopathiques» Boiron, 1989, 2ème édition - 292 p.

Dr Ph. Demange

Observation n° 1

L'enfant Aurore V., née en septembre 1984, est amenée en consultation, pour la première fois, le 18 novembre 1988, pour infections rhino-bronchiques, et pulmonaires, récidivantes.

Histoire de la maladie

Cette enfant, fille unique, a commencé à présenter des rhinopharyngites et bronchites, plus d'un an auparavant, en septembre 1987, ce qui a coïncidé avec le début de la scolarité.

L'affection commence par une rhinorrhée, et une toux qui devient grasse, et évolue alors vers une bronchite qui s'installe. Ces rhino-bronchites se répètent environ toutes les 3 à 4 semaines, et sont traitées par antibiotiques.

En octobre 1987, en raison d'une toux rebelle, un examen radiographique pratiqué a révélé une opacité en bande du lobe moyen. Un examen tomodensitométrique a montré alors l'existence d'un trouble de la ventilation du lobe moyen droit.

L'enfant a subi un bilan biologique :

Test à la sueur négatif, dosage d'immuno-globulines (E) totales normales : 10 UI/ml.

La formule leucocytaire montre un chiffre de 11400 leucocytes avec
49% lymphocytes,
2,8 éosinophiles,
Fer sérique : 0,82 Mg/l
Ferritine : 25 ng/ml.

Les tests allergologiques cutanés sont négatifs.
Il existe une sinusite maxillaire bilatérale.
Aurore a subi une adénoïdectomie en novembre 1987.
Après une accalmie en été, les rhinopharyngites recommencent à la rentrée scolaire de septembre 1988.

L'enfant suit un traitement préventif comportant
un vaccin pernasal à base de lysats d'antigènes bactériens (**I.R.S. 19**),
de glycoprotéine de **Klebsiella pneumoniae (Biostim)**,

d'**Abmroxol (Surbronc)**,
plus **Thioridazine (Melleril sirop)** prescrit pour des troubles du sommeil.
Enfin, elle suit une kinésithérapie respiratoire.

Antécédents personnels :

Troubles digestifs liés à une plicature gastrique.
Les vaccinations habituelles ont été pratiquées.

Antécédents familiaux :

Fragilité O.R.L. chez la mère.

A l'examen :

Il s'agit d'une enfant plutôt longiligne, 1,02m pour 15kg. Les doigts sont longs, on remarque quelques «envies» autour des ongles. Ses lèvres sont sèches. L'auscultation révèle des signes accentués de bronchite diffuse, avec gros râles et sibilants.

Les amygdales sont augmentées de volume. Il existe un écoulement nasal postérieur, verdâtre et épais. La langue est entièrement chargée, la toux très grasse. Il n'y a pas de fièvre.

Sur le plan des signes caractéristiques et du type sensible

Aurore n'est pas frileuse, elle n'aime pas être trop couverte, se découvre dans son lit.

Pas de conditions atmosphériques déclenchantes. On note des sueurs abondantes à la tête et des sueurs des pieds d'odeur forte, désagréable. Il existe une nette aggravation en hiver, une amélioration en été.

L'appétit est irrégulier, parfois médiocre. Elle aime le chocolat, les pâtes, beaucoup le sel qu'elle prend parfois pur. Elle a une aversion pour le lait.

C'est une enfant tonique et remuante, active, qui aime écrire et dessiner, qui est très affectueuse, douce, aime qu'on l'embrasse.

A l'issue de cette première consultation, l'enfant reçoit un traitement pour l'épisode de rhino-bronchite et un traitement préventif.

Evolution

Lors de la première consultation, l'épisode aigu de rhinopharyngite et bronchite, est pris d'emblée en charge par le traitement homéopathique seul.

Au bout de 8 jours, on constate une régression quasi complète de cet épisode qui peut être considéré comme guéri.

Le traitement de fond est alors commencé.

L'enfant est revenue 3 mois après, fin février 1989, et n'a pas présenté une seule rhinopharyngite, ni bronchite, seulement une varicelle en janvier. L'appétit est plus régulier, le sommeil est bon, le comportement s'est amélioré. A l'examen l'enfant a grossi et grandi. L'examen O.R.L., l'auscultation pulmonaire ne décèlent aucune anomalie.

Le traitement est poursuivi, et Aurore est revenue fin aout 1989.

Après la consultation de février, elle a présenté une légère rhinite avec toux, épisode rapidement rentré dans l'ordre sous traitement homéopathique symptomatique.

L'état général est excellent.

Un autre traitement est prescrit.

En novembre 1989, l'enfant est amenée en consultation car elle se plaint de la gorge et a présenté des vomissements fréquents. Les parents signalent une constipation.

A l'examen on note une angine érythémato-pultacée sans fièvre avec haleine forte d'odeur aromatique, langue chargée. Il n'existe ni bronchite, ni rhinite, une analyse d'urines est effectuée, et révèle la présence d'acétone. Après traitement, au bout de 3 jours, tout rentre dans l'ordre.

En décembre 1989, l'enfant est opérée pour une appendicite aiguë.

La dernière consultation remonte à juin 1990. Cette enfant n'a pas été malade de l'hiver, a encore grandi et pris du poids (24 kg 400 pour 1,16m).

On note seulement une haleine forte le matin au lever.

Etude du cas et commentaires

Il s'agit d'une pathologie très répandue de fragilité rhino-pharyngée et bronchique, avec récidives incessantes, constituant un des motifs de consultation les plus fréquents en homéopathie.

Dans le cas présent, le traitement comporte deux volets :
- traitement curatif de l'épisode aigu
- traitement préventif sur une période prolongée.

1) Le traitement curatif de la rhinopharyngite et bronchite n'offre guère de difficultés

En effet, l'indication d'*Antimonium tartaricum* s'appuie sur les caractères de la toux grasse, l'encombrement bronchique, les données de l'auscultation, et l'aspect de la langue revêtue d'un enduit blanchâtre.

Antimonium tartaricum est prescrit en 5 CH 3 granules toutes les 2 heures.
Kalium bichromicum est indiqué par les mucosités jaunes et visqueuses (prescrit en 9 CH 3 granules matin et soir).
Hepar sulfur 15 CH : 3 granules 1 fois par jour est indiqué sur la notion d'infection avec tendance à la suppuration.

Il est à noter que malgré les nombreux traitements antibiotiques précédents, l'enfant a réagi rapidement au traitement homéopathique symptomatique.

2 - Traitement préventif

Le traitement préventif tiendra compte de l'étiologie si elle peut être mise en évidence, du mode réactionnel, du type sensible, des symptômes généraux et locaux.

- **L'étiologie** n'est pas manifeste dans ce cas. On constate que le début des affections rhino-bronchiques coïncide avec l'entrée à l'école, ce qui montre le rôle de la contagion, et de la défaillance des défenses immunitaires.

- **Mode réactionnel**

• Le mode réactionnel psorique paraît évident, en raison de la périodicité, de la répétition des épisodes, des convalescences traînantes.

Psorinum est ici indiqué, d'autant plus qu'on retrouve l'aggravation hivernale.

• Le mode réactionnel tuberculinique (qui n'est qu'un sous-groupe du mode réactionnel précédent) semble également intervenir, du fait des rechutes fréquentes, de la sensibilité au froid, de l'augmentation de volume des formations lymphoïdes.

Tuberculinum et *Aviaire* seront à envisager.

• Il peut s'y ajouter un élément sycotique, en raison de très nombreux traitements antibiotiques. On retrouve ici l'indication de *Thuya*.

- Type sensible

L'enfant présente des signes typologiques de *Natrum muriaticum* (sécheresse des lèvres, «envies» autour des ongles, désir de sel très marqué) mais on ne retrouve pas les modalités générales ni les signes caractérologiques de ce médicament.

Par contre, les signes caractérologiques correspondent à *Pulsatilla* : douceur, avidité sur le plan affectif.

Ces deux médicaments possèdent un tropisme pour les voies respiratoires, avec fragilité et tendance aux rhino-bronchites récidivantes. Les sécrétions jaunâtres, épaisses, non irritantes, sont très caractéristiques de *Pulsatilla*.

Enfin, *Lycopodium* peut être évoqué en raison de l'existence de crises d'acétone, de troubles de l'appétit, d'une langue chargée avec haleine désagréable.

- Symptômes généraux et physio-pathologie

Ils font appel à deux médicaments possédant dans leur pathogénésie des phénomènes d'infection avec tendance à évoluer vers la suppuration (au niveau des muqueuses).

Hepar sulfur présente une hypersensibilité au froid, avec périodicité, aggravation hivernale, tendance à la suppuration. Ce médicament ne correspond pas au type sensible de l'enfant (ni sur le plan des modalités thermiques ni sur le plan caractérologique), mais à l'existence de phénomènes suppuratifs marqués. Il sera prescrit en 15 CH, les hautes dilutions pouvant résorber la suppuration.

Silicea est indiqué pour tous les phénomènes évoluant vers une suppuration chronique, avec aggravation par le froid. Là encore, *Silicea* ne correspond pas au type sensible de l'enfant (on note cependant des sueurs fétides des pieds, signe en faveur de ce médicament), mais il est prescrit sur la notion physio-pathologique de suppuration récidivante, presque chronique.

Silicea sera utilisé en hautes dilutions en 15 CH. Il est complémentaire de *Pulsatilla.*

- Symptômes locaux

L'existence d'une sinusite maxillaire chronique avec sécrétions purulentes indique *Mezereum.*

Enfin, la présence, lors des épisodes d'infection, de mucosités rhino-pharyngées purulentes et jaunâtres oriente vers des médicaments tels que *Kalium Bichromicum* ou *Hydrastis canadensis.*

La première ordonnance du traitement préventif comporte donc :

1) *Thuya* 7 CH	une dose le 1er jour
Thuya 9 CH	une dose le 2ème jour
Thuya 15 CH	une dose le 3ème jour
2) *Hepar sulfur* 15 CH	3 granules au réveil sauf le jour des doses
3) *Kalium bichromicum* 15 CH	3 granules au coucher en alternant un soir sur deux avec
4) *Mezereum* 9 CH	
5) *Psorinum* 15 CH	Doses hebdomadaires alternées
6) *Silicea* 15 CH	un dimanche sur deux

Lors de la consultation suivante, en février 1989, la prescription est modifiée. En raison de l'évolution favorable, *Psorinum* et *Silicea* ne sont pas prescrits.

Par contre, le médicament correspondant le plus au type sensible, c'est-à-dire *Pulsatilla*, est prescrit en 15 CH en doses hebdomadaires. *Hepar sulfur* 15 CH, 3 granules le matin. *Kalium bichromicum* 15 CH et *Mezereum* 9 CH, 3 granules en alternance sont poursuivis.

• **En août 1989**, le traitement comportera
Hepar sulfur 15 CH : 3 granules au réveil
Pulsatilla 15 CH : 1 dose hebdomadaire en alternance avec *Psorinum* 15 CH, ce dernier médicament étant prescrit en prévision de l'aggravation hivernale (*Kalium bichromicum* et *Mezereum* sont interrompus).

• **En novembre 1989**, lors de l'angine,
Mercurius solubilis est prescrit en 7 CH, 3 granules toutes les 3 heures, ainsi que *Senna* 5 CH, 3 granules 3 fois par jour indiqué par la crise acétonémique
et *Phosphorus* indiqué pour les vomissements répétés.
Lycopodium 15 CH médicament d'acétonémie, est prescrit au décours de la crise deux doses à 15 jours d'intervalle.

• **Fin décembre 1989**, le traitement prescrit comportera :
Hepar sulfur 15 CH (au réveil)
Senna 5 CH au coucher (en raison d'une odeur acétonémique de l'haleine) et des doses hebdomadaires de *Pulsatilla* 15 CH, *Lycopodium* 15 CH, *Psorinum* 15 CH. Ce traitement sera suivi **jusqu'en juin 1990**.

Dr Ph. Demange

Observation n° 2

Madame Marie B., kinésithérapeute, 39 ans, consulte en février 1987, pour méno-métrorragies.

Histoire de la maladie

Depuis la naissance de sa deuxième fille, âgée de 9 ans, elle présente des règles très abondantes, souvent hémorragiques, et douloureuses. Ces règles sont prolongées, les pertes de sang pouvant durer parfois jusqu'à 23 jours par mois. Elle a suivi différents traitements progestatifs, avec notamment
Dydrogesterone (Duphaston*)
Nomegestrol acétate (Lutenyl*)
Lynestrenol (Orgametril*)

La patiente tolère mal ces différents produits, et présente des saignements intercurrents.

En 1980, elle subit une intervention chirurgicale avec douglassectomie pour rétroversion utérine majeure. Au cours de cette intervention, il est pratiqué une ligature bilatérale des trompes ainsi qu'une électro-coagulation de plusieurs foyers d'endométriose. Par la suite, les douleurs de règles sont améliorées, mais les méno-métrorragies persistent.

En novembre 1986, une hystérographie est pratiquée et révèle une très importante hyperplasie polypoïde de la face postérieure de l'utérus. L'examen montre un endomètre en phase oestro-progestative avec tendance hyperplasique polypoïde par surcharge oestrogénique.

Les règles continuent d'être très abondantes. Elles sont précédées de pertes de sang foncé, survenant 8 jours avant, et la patiente signale une ovulation douloureuse, et dans la semaine précédant l'arrivée des règles, une augmentation de volume des seins, et un gonflement abdominal.

Madame B. est suivie régulièrement par son gynécologue. Celui-ci écrit que le bilan hormonal est normal (en particulier sur le plan thyroïdien, et androgène) et qu'il s'agit vraisemblablement d'un «dysfonctionnement hypothalamo-hypophysaire psychogène».

En raison de la persistance des méno-métrorragies, une hystérectomie est envisagée, mais la patiente hésite à subir une telle intervention.

Antécédents personnels :

Deux enfants âgés actuellement de 12 et 9 ans.

Colopathie.

Troubles à type d'anxiété et d'angoisse, ayant nécessité une psychothérapie suivie, il y a 3 ans pendant 10 mois.

Antécédents familiaux :

Pas de frère, ni soeur.

Père décédé d'un néoplasme du colon.

Lors de la consultation

Il s'agit d'une personne d'un certain embonpoint (68 kg pour 1,70m), brune aux cheveux courts, portant des verres correcteurs, maquillée et vêtue avec élégance.

La tension artérielle est à 11/7.

Il existe un météorisme abdominal avec douleurs à la palpation du cadre colique. Les réflexes tendineux sont très vifs.

Une numération globulaire récente révèle une légère anémie au taux d'hémoglobine à 11,6 grammes, à 3 730 000 globules rouges, une calcémie à 81 mg.

Sur le plan des modalités thermiques, l'interrogatoire révèle que Madame B. n'aime pas le froid, qu'elle supporte très bien la chaleur, appréciant en particulier d'être dans un lit très chaud. Elle transpire peu, se sent très bien au bord de la mer.

L'appétit est bon, parfois exagéré. On note un désir de fruits, de viande en sauce, une aggravation par le raisin, le cidre, le choux, l'oignon cuit. Il existe une constipation fréquente aggravée en voyage, et une intolérance des vêtements serrés à la taille.

Le sommeil est bon, mais Madame B. prend tous les soirs 1/2 comprimé de **Lorazepam 1mg (Temesta*)**.

Sur le plan psychologique, cette patiente a eu des problèmes familiaux, d'une part avec sa mère, très possessive, qu'elle qualifie de «maléfique», d'autre part avec son mari, puisque le divorce a été envisagé.

Selon ses dires, son mari est hyperactif, agité, exigeant, dominateur, et la «stresse».

Madame B. parle beaucoup en s'animant, soupire souvent, se dit émotive, très inquiète, souffrant de claustrophobie. Elle déclare qu'elle a la phobie de saigner. Cependant, elle ne semble pas dépressive, paraissant plutôt optimiste et active.
Un traitement homéopathique est prescrit pour 3 mois, la patiente étant autorisée à continuer provisoirement l'anxiolytique qu'elle prenait.

Evolution

La malade est revenue trois mois après, et déclare que le traitement lui a fait beaucoup de bien. Les règles sont survenues à intervalles réguliers (28 jours), ont été moins abondantes et ont duré une semaine. Cependant, au 4ème jour des règles, il existe encore une tendance hémorragique, le traitement est complété et prescrit pour 4 mois.

La 3ème consultation a lieu en octobre 1987.
Les règles, toujours régulières, n'ont été ni hémorragiques, ni prolongées. Il n'y a pas eu de pertes de sang à l'ovulation. La patiente ressent, à cette période, un gonflement abdominal et un état de fatigue.

Elle se dit améliorée sur le plan nerveux bien qu'elle ressente beaucoup les émotions et les contrariétés, qui provoquent chez elle, une sensation interne de contraction brutale.

Elle a présenté, à la suite d'un traitement antibiotique, prescrit pour une angine et bronchite, des douleurs abdominales avec météorisme.

Le traitement est prescrit pour 3 mois.

La patiente est revenue en janvier 1988.
L'état général est bon. L'amélioration est nette sur le plan nerveux et sur le plan des règles. Madame B. a revu son gynécologue qui lui a conseillé de poursuivre le traitement homéopathique. L'abondance et la régularité des règles sont normales, ainsi que l'ovulation. Cependant, la patiente signale des pertes de sang noir pendant les 8 à 10 jours précédant l'arrivée des règles. Le taux de fer sérique est de 82 mcg. La numération globulaire est à 4 180 000 hématies. La colite est améliorée.

Traitement complété et prescrit pour 3 mois.

Patiente revue en mars et en mai 1988 :
Persistance de l'amélioration
Traitement poursuivi.

7ème consultation en octobre 1988
Règles régulières, non douloureuses, d'abondance normale, et durant 5 jours.

A signaler une crise de tachycardie, à la suite d'une altercation entre la patiente et sa mère. Traitement poursuivi.

Patiente revue en janvier 1989 et avril 1989
Elle signale avoir présenté fin février 1989, des règles très hémorragiques. L'hémorragie étant survenue au 2ème jour des règles et ayant nécessité la prise per os d'acide

Tranexamique (Exacyl*). Cette récidive des règles hémorragiques coïncide avec des problèmes conjugaux entraînant une tension nerveuse très importante.

La colopathie est également aggravée et se manifeste par des douleurs abdominales, des flatulences, un ballonnement abdominal.

Traitement complété et prescrit pour 3 mois.

Patiente revue en juin et octobre 1989.
On note une amélioration sur le plan gynécologique et sur le plan nerveux.

Le même schéma thérapeutique est maintenu.

Consultation en janvier et avril 1990
L'amélioration se maintient, malgré les conflits conjugaux qui persistent. Si la patiente subit des contrariétés ou des chocs émotifs, l'ovulation redevient douloureuse, les règles sont plus prolongées, sans cependant être hémorragiques.
A signaler que Madame B. a supprimé tout anxiolytique.

Etude du cas

Mode réactionnel

Il paraît dans cette observation, être nettement sycotique. en effet, on retrouve ici une pathologie chronique, avec tendance à l'hyperplasie de la muqueuse utérine, endomètre d'aspect polypoïde, existence de foyers d'endométriose.

Cette atteinte polypoïde de la muqueuse est tout à fait évocatrice de *Thuya*, indiqué par le mode réactionnel et sur une similitude tissulaire lésionnelle.

D'autre part, la prescription de *Thuya* est justifiée par la notion de nombreux traitements hormonaux prescrits, et par l'existence d'un embonpoint avec prise de poids.

Symptomatologie générale

L'existence d'une dysménorrhée, d'une hyperménorrhée, avec aggravation générale pendant les règles indique nettement *Actæa racemosa*, médicament d'hyperfolliculinie, pouvant intervenir comme régulateur dans les syndromes prémenstruels et aussi intermenstruels. (Il existe dans ce cas clinique une ovulation douloureuse).

Les modalités thermiques de la patiente :

Frilosité aggravation par le froid, correspondent à ce médicament.

Enfin, l'hyperémotivité, l'hyperesthésie, la loquacité, les soupirs, sont des symptômes de comportement caractérologiques appartenant à *Actæa racemosa* qui est aussi indiqué en tant que remède de type sensible.

Symptomatologie psychique

L'hyperémotivité, les soupirs, les symptômes d'angoisses, de spasmes coliques, l'hyper réflectivité, l'influence primordiale des émotions et des contrariétés sur les troubles gynécologiques, justifient l'indication d'*Ignatia*, médicament de régulation neuro-végétative.

Moschus peut être également envisagé, en raison de l'hypernervosité, de l'exagération des symptômes et de leur aspect parfois «théâtral».

Le comportement de la patiente, l'existence d'une constipation en voyage, la notion de règles hémorragiques et de dysménorrhée peuvent évoquer *Platina*, médicament d'hyperménorrhée, et de spasmes au psychisme particulier.

Physiopathologie

En raison de l'existence d'une hyperoestrogénie, et d'un syndrome prémenstruel avec tension mammaire, l'indication de *Folliculinum* est justifiée.

Folliculinum peut être prescrit dans la 2ème partie du cycle, entre le 13ème et le 16ème jour du cycle.

Symptomatologie locale

Il s'agit surtout de médicaments correspondant aux phénomènes de méno-métrorragies.

Phosphorus peut être indiqué par son action générale sur l'hémostase, car il correspond à des phénomènes hémorragiques répétés et abondants.

Les pertes de sang foncé précédant l'arrivée des règles correspondent à plusieurs médicaments, tels que

Ustilago,
Secale cornutum,
Hamamelis

qui pourraient être prescrits en basse dilution sur une similitude locale.

Enfin, les phénomènes de colite correspondent à

Magnesia phosphorica
Colocynthis.

1ère ordonnance (février 1987)

Thuya 7 CH	3 granules au réveil sauf dimanche
Ignatia 9 CH	3 granules à 11 heures sauf dimanche
Actæa racemosa 7 CH	3 granules au coucher
Actæa racemosa 15 CH	1 dose le 1er jour des règles
Folliculinum 9 CH	1 dose le 13ème jour du cycle

2ème ordonnance (mai 1987)

Même traitement plus

Phosphorus 15 CH	1 dose les 3ème et 4ème jour des règles
China 7 CH	3 granules matin et soir pendant la durée des règles

3ème ordonnance (octobre 1987)

Même traitement

Folliculinum est prescrit en 15 CH (au lieu de 9 CH)

Lycopodium 9 CH est ajouté au 16ème jour du cycle pour le météorisme abdominal du syndrome prémenstruel

Colocynthis est prescrit en 5 CH à la demande pour la colite.

4ème ordonnance (janvier 1988)

Même traitement

Lycopodium est interrompu en raison de l'amélioration du météorisme au moment de l'ovulation.

En raison des saignements foncés survenant avant les règles.

Ustilago 4 CH, 3 granules 2 fois par jour est prescrit pendant les 10 jours précédants les règles.

5ème, 6ème et 7ème ordonnances

Même traitement

Phosphorus et *China* sont interrompus.

8ème ordonnance (janvier 1989)

Ignatia 15 CH est prescrit à la place d'*Ignatia* 9 CH. Le reste du traitement est identique.

9ème ordonnance (avril 1989)

En raison de l'existence de règles hémorragiques en février 1989, de la récidive des troubles digestifs (colopathie spasmodique), de la tension nerveuse importante, de la réapparition du syndrome prémenstruel, le traitement prescrit comporte :

Ignatia 15 CH	3 granules au réveil
Actæa racemosa 7 CH	au coucher
Folliculinum 15 CH	1 dose le 13ème jour du cycle
Lycopodium 9 CH	1 dose le 16ème jour du cycle

Phosphorus 15 CH	1 dose les 3ème et 4ème jours des règles
Crotalus horridus 7 CH	1 dose par jour en cas de règles hémorragiques
Platina 15 CH	1 dose tous les 15 jours
Moschus 7 CH	1 dose une fois par semaine est prescrit en raison de l'importance du facteur émotionnel dans le déclenchement des symptômes, du caractère exagéré et spectaculaire de ceux-ci.

10ème ordonnance et suivantes

En raison de l'amélioration constatée, le traitement est réduit et comporte :

Ignatia 15 CH	3 granules au réveil sauf dimanche
Actæa racemosa 7 CH *Thuya* 7 CH	3 granules au coucher en alternance avec
Folliculinum 15 CH	1 dose le 13ème jour du cycle
Phosphorus 15 CH	1 dose le 3ème jour des règles
Platina 15 CH	1 dose tous les 15 jours.

Dr Ph. Demange

Observation n° 3

Madame Hélène B., née en décembre 1935, fonctionnaire, consulte le 20 avril 1983, pour des troubles nerveux à type de serrements au niveau de la gorge, oppression, angoisses, et pour ulcère duodénal.

Histoire de la maladie

L'anxiété et les troubles neuro-végétatifs sont anciens et s'aggravent par périodes. La malade se plaint de se sentir «stressée» en permanence, d'éprouver des angoisses, surtout quand elle est seule, et quand le soir tombe.

Elle ressent des sensations d'étourdissement, d'oppression, des palpitations, et signale des insomnies et une fatigue.

Depuis le début de l'année 1983, elle présente de violentes douleurs au niveau de l'estomac, à type de crampes et de torsions.

Ces douleurs surviennent régulièrement, vers 11 heures et 17 heures et parfois dans la nuit, et sont améliorées en mangeant. Elles sont nettement aggravées par l'anxiété et les contrariétés.

Un gastro-entérologue consulté, fait pratiquer le 9 mars 1983, un transit baryté gastro-duodénal. Voici le compte-rendu de cet examen :

«Estomac de type orthotonique, et orthokinétique, aux parois souples, sans image de lésion organique. Le bulbe duodénal présente un aspect inflammatoire aréolaire, avec, en décubitus, une encoche au niveau de sa petite courbure, vers laquelle convergent des plis.

En procubitus, le bulbe présente un aspect en trèfle. Sur le cliché, on voit des plis converger vers une petite tache arrondie correspondant à un ulcère. Conclusions : «Aspect en faveur d'un ulcère du bulbe».

La fibroscopie n'a pas été effectuée, la patiente refusant obstinément cet examen. Le traitement prescrit le 15 mars comporte :
Sulpiride (Dogmatil)
Cimétidine (tagamet)
Hydroxydres d'aluminium et de magnésium (Maalox)
et un anxiolytique : **Lorazepan (Temesta 1mg)**

Antécédents personnels :

Deux grossesses à terme.
Appendicectomie, migraines ophtalmiques (souvent à droite).
Plusieurs crises d'hémorroïdes.
Cervicarthrose.

Antécédents familiaux :

Père décédé d'un néoplasme du foie.

Examen et interrogatoire :

Personne assez grande (1,69m pour 63kgs), blonde, présentant une séborrhée au niveau du visage. La tension artérielle est de 11/7. Il existe des varices au niveau des membres inférieurs, une certaine infiltration des jambes avec léger oedème sus-malléolaire.

Sur le plan des modalités thermiques, la patiente supporte très bien le froid, ne supporte pas la chaleur artificielle, est très gênée dans une atmosphère confinée, avec cependant, une grande sensibilité aux courants d'air.

Très énervée par le temps orageux, elle déclare qu'elle ressent une peur panique de l'orage.

Le bord de la mer peut l'énerver ou la calmer.

L'appétit est bon. On note un désir de sucreries, mais aussi d'aliments salés et épicés, de condiments, de vinaigre.

Elle supporte mal l'artichaut, bien l'oignon et l'ail. Il existe assez souvent une constipation traitée par huile de paraffine **(Lansoÿl)**.

Les règles sont régulières, avec syndrome prémenstruel léger.

Le sommeil est variable. La patiente dort toujours sur le côté droit, ne pouvant rester sur le côté gauche. Elle a parfois des insomnies d'endormissement, ou des réveils dans la nuit. Assez souvent, elle fait des cauchemars, ou bien se réveille brusquement en hurlant, ou encore, parle dans son sommeil.

Sur le plan psychologique, il s'agit d'une patiente très anxieuse, très nerveuse, qui soupire sans cesse, et décrit de nombreux symptômes neuro-végétatifs.

Elle n'aime pas trop la compagnie, a peur quand elle est seule.

Elle ressent surtout une peur quand le soir tombe, une véritable angoisse au crépuscule. Elle pense souvent à la mort, dit qu'elle a peur de mourir subitement. Elle craint l'obscurité et les fantômes.

Elle avoue présenter une certaine claustrophobie avec sensation de panique parfois dans les grands magasins.

Cette patiente, selon ses dires, a toujours été anxieuse, et a eu une «enfance malheureuse». Ses parents ont divorcé alors qu'elle avait 4 ans, se sont ensuite remariés pour divorcer définitivement plus tard.

Elle a été élevée par sa grand-mère, qu'elle décrit comme une femme envahissante et autoritaire.

Actuellement, elle supporte mal le départ de ses deux enfants, qui ont quitté la maison, et l'absence fréquente de son mari.

Elle a été choquée par le décès de sa grand-mère survenu la veille du mariage de son fils, et ressent un sentiment de culpabilité envers elle.

Evolution

Le traitement classique (anxiolytique et anti-ulcéreux) est progressivement diminué et interrompu au bout de 15 jours.

Après deux mois de traitement homéopathique la malade est revue en consultation et ressent une nette amélioration. Les douleurs gastriques qui se manifestaient vers 11 heures et 17 heures ont disparu. La patiente se sentait plus calme, moins anxieuse.

A la suite d'une contrariété survenue quelques jours auparavant, elle a ressenti de nouveau des angoisses, et signale des douleurs abdominales violentes l'obligeant à se plier en deux. De plus, Madame B. se réveille brusquement la nuit en hurlant.

A l'examen, l'état général est bon, l'appétit est conservé. La langue est légèrement chargée et il existe une grande sensibilité à la palpation du creux épigastrique et du cadre colique. Le traitement homéopathique est complété et poursuivi.

La troisième consultation a lieu le 12 septembre 1983. L'amélioration est confirmée : pas de douleurs gastriques ni abdominales. Le poids a augmenté : 65kg. L'examen clinique est normal.

Le sommeil s'est nettement amélioré.

Sur le plan psychique, la patiente signale une forte angoisse, le soir au crépuscule. Elle supporte difficilement la solitude, car elle pense beaucoup à la mort.

Le traitement est poursuivi.

Fin septembre, un transit œso-gastro-duodénal est pratiqué et montre une disparition complète de l'ulcère.

Voici un extrait du compte-rendu de cet examen de contrôle :

> «Aucune lésion organique des faces et des courbures gastriques, l'antre est mobile et ne présente pas de rigidité segmentaire pariétale. Le bulbe duodénal est de forme normale et il ne présente aucune déformation séquellaire, pas d'image d'addition constante ni de signe d'inflammation au niveau du bulbe. Pas de signe radiologique en faveur d'un ulcus».

Cette patiente a été revue 3 ans plus tard pour des insomnies et une dermatose érythémato-squameuse au niveau des membres. Il n'y a pas eu de rechute sur le plan gastro-duodénal, l'hyperémotivité et l'hypersensibilité existent toujours, mais à un moindre degré.

Etude du cas et thérapeutique

Mode réactionnel

Ne semble pas intervenir ici. Tout au plus pourrait-on évoquer un mode réactionnel psorique en présence des antécédents de migraine ophtalmique.

Etiologie

Elle est manifestement psychogène. Il s'agit d'une personnalité très anxieuse, hypersensible, avec tendance à la somatisation. Un remède se détache nettement. Il s'agit d'*Ignatia,* indiqué par les nombreux symptômes de dystonie neuro-végétative. Il pourra être considéré également comme remède de type sensible, mais son action devra être complétée par des médicaments d'action plus profonde.

Symptômes lésionnels

Ils revêtent ici une grande importance. La notion d'ulcus localisé au duodénum suffit à l'indication de *Lycopodium,* médicament dont les caractéristiques et les modalités coïncident étroitement avec la symptomatologie clinique. La localisation au duodénum étant tout à fait caractéristique de *Lycopodium.* Il sera prescrit en dilution élevée en 15 CH et de façon répétée (quotidienne) pour obtenir une efficacité maximum sur la lésion ulcéreuse.

Signes caractéristiques et type sensible

On retrouvera : *Lycopodium* indiqué par des **signes généraux** :

- aggravation à la chaleur artificielle, aggravation à 17 heures, antécédents de migraine
- et par des signes caractérologiques, hypersensibilité sur le plan affectif, manque de confiance en soi, comportement introverti.

Par contre, les aggravations alimentaires et désirs et aversions alimentaires, ne sont pas caractéristiques de *Lycopodium.*

Un autre médicament de type sensible peut être également évoqué. Il s'agit de *Phosphorus.* Madame B. en présente plusieurs symptômes :

- aggravation le soir au crépuscule, aggravation en étant couchée sur le côté gauche, très grande sensibilité à l'orage avec peur.

L'hypersensibilité et l'hyperémotivité se retrouvent dans *Phosphorus.* Ce médicament sera également prescrit en 15 CH.

L'indication d'*Arsenicum album* peut être discutée également en présence des symptômes d'anxiété très vive, de peur de la mort, d'aggravation par la solitude, l'obscurité.

Symptomatologie locale

Anacardium orientale est prescrit sur les modalités locales d'amélioration par le fait de manger. C'est d'ialleurs un complémentaire fréquent de *Lycopodium.*

Un autre remède d'action locale est également à envisager pour les douleurs abdominales à type de spasmes. Il s'agit de *Magnesia phosphorica.*

La 1ère ordonnance comporte :

1) *Lycopodium* 15 CH	3 granules au réveil sauf le jour des doses
2) *Anacardium orientale* 7 CH	3 granules vers 17 heures et au moment des douleurs gastriques
3) *Ignatia* 9 CH	3 granules vers 11 h. du matin
4) *Phosphorus* 15 CH	1 dose hebdomadaire

La 2ème ordonnance comporte :

1) *Lycopodium* 15 CH	3 granules au réveil sauf jour des doses
2) *Anacardium orientale* 7 CH	3 granules vers 17 heures
3) *Magnesia phosphorica* 5 CH	en cas de douleurs abdominales
4) *Ignatia* 15 CH	3 granules vers 11 heures du matin (une plus haute dilution a été préférée afin d'avoir une action plus accentuée sur le plan psychique)
5) *Stramonium* 5 CH	3 granules au coucher (en raison des terreurs nocturnes et de l'aggravation par l'obscurité)
6) *Phosphorus* 15 CH	doses hebdomadaires.

La 3ème ordonnance a été modifiée

En raison de l'amélioration nette des symptômes digestifs,

> *Lycopodium* est espacé et prescrit en doses en 15 CH, une dose un dimanche sur deux en alternant avec *Phosphorus* 15 CH
>
> *Ignatia* 15 CH   3 granules au réveil sauf jour des doses

En raison des symptômes d'angoisse marquée, au crépuscule, de l'aggravation par la solitude, de la peur de la mort, *Arsenicum album* est prescrit en 15 CH tous les soirs vers 18 heures.

Ce traitement sera poursuivi pendant 3 mois.

Dr Ph. Demange

Observation n° 4

Madame Denise D., âgée de 68 ans, concierge dans une école, consulte le 10 novembre 1989, pour différents motifs :
- Une ostéoporose importante du bassin, du rachis dorsal, et lombo-sacré et une arthrose diffuse, avec douleurs des hanches, de l'aine, du dos, des lombes, de l'épaule gauche
- Une hypertension artérielle avec insuffisance coronarienne
- Une fragilité respiratoire avec tendance aux rhino-bronchites récidivantes
- Des troubles ophtalmologiques d'origine vasculaire.

Histoire de la maladie

En octobre 1985, cette patiente présente de façon spontanée sans traumatisme, une fracture du bassin, au niveau de la branche ischio-pubienne, et ilio-pubienne droite.

En février 1983, lors d'un contrôle radiographique, on avait constaté, au niveau de la fracture ilio-pubienne, un déplacement des fragments avec aspect de pseudoarthrose et solution de continuité.

En juillet 1986 : nouvelle fracture des branches pubiennes gauches (ischio et ilio-pubiennes). La patiente est hospitalisée dans un service de rhumatologie du C.H.U. et subit un bilan osseux (biopsie osseuse, bilan radiographique et biologique).

La malade reçoit un traitement comportant du fluor (**Osteofluor**), du calcium, de la vitamine D, des antalgiques à base de **Paracétamol** (**Dafalgan**) et de **Dextropropoxyphène** (**Diantalvic**).

Les fractures des branches pubiennes consolident très lentement, avec cals assez hypertrophiques et en 1988, on constate une pseudoarthtrose de la branche ischio-pubienne gauche avec trait de fracture très large.

La patiente présente toujours des douleurs de l'aine gauche avec des difficultés pour porter des poids. Malgré le traitement, la densité osseuse n'augmente pas.

Il existe par ailleurs une spondylarthrose dorsale et lombo-sacré avec discopathie dégénérative évoluée L4-L5 et L5-S1, une ostéoporose vertébrale diffuse.

Enfin, il existe une péri-arthrite scapulo-humérale gauche.

L'hypertension artérielle a été découverte lors de l'hospitalisation en 1986, alors qu'existait un trouble du rythme.

Il existe un bloc de branche complet droit et des anomalies de la repolarisation avec décalage inférieur de ST.

La malade est suivie régulièrement sur le plan cardiologique et reçoit un traitement comportant : Detensiel, Risordan et Monicor.

Lors du dernier bilan cardiologique, le cardiologue conclut à une stabilisation du processus coronarien et tensionnel, avec persistance du bloc de branche, et absence de signes d'insuffisance cardiaque.

Il existe une hypercholestérolémie.

La fragilité rhino-pharyngée et bronchique remonte à 1978. Il existe des antécédents personnels d'allergie respiratoire. Madame D. signale qu'elle passe des hivers épouvantables, avec maux de gorge, bronchites avec mucosités purulentes, visqueuses. Elle a reçu différents traitements préventifs **(Spremunan, Ribomunyl)** et très souvent des antibiotiques.

Enfin, la patiente a été hospitalisée pour deux hémorragies rétiniennes de l'oeil gauche traitées par laser et **Hydroxyethylrutosides (Relvene 1000).**

Antécédents personnels nombreux.

Madame D. est mère de 3 enfants.

On note :

- **une dépression nerveuse** ayant nécessité une hospitalisation en juin 1958.

- **des troubles gynécologiques à type de méno-metrorragies avec ulcération du col ayant nécessité une hystérectomie totale en 1963.**

- **une pleurésie tuberculeuse gauche en 1960, (hospitalisation)**
- **en 1968, rhinite et asthme** traité par désensibilisation (allergie aux poussières de maison, et moisissures) pendant 4 ans

- **en 1975, une pneumopathie virale gauche** suivie de nombreuses bronchites

- **en 1968, lombosciatique** avec arrêt de travail de 2 mois

- **en 1968, hémorragies rétiniennes avec hospitalisation au C.H.U.**

Antécédents familiaux

Mère présentant une hypertension artérielle et décédée d'une affection rénale.
Une soeur souffrant d'arthrose.

Examen et interrogatoire

Il s'agit d'une personne présentant un certain embonpoint (69 kgs pour 1,58), au visage coloré. L'auscultation pulmonaire ne révèle pas de bronchite. La tension artérielle est à 15/8. Il existe des douleurs, à la mobilisation des hanches, des genoux, à la pression du rachis dorsal et lombo-sacré, et une limitation des mouvements d'élévation des bras, surtout à gauche.

A l'interrogatoire, Madame D. signale qu'elle ressent de vives douleurs dans les os, à type de brûlures. Il existe une aggravation à l'effort, à la marche, et en étant longtemps assise. Par contre, les douleurs sont améliorées en étant couchée sur son lit, une planche de bois étant glissée sous le matelas.

Modalités thermiques : la patiente dit qu'elle n'est pas frileuse, bien qu'elle ait parfois les jambes glacées. Elle a noté une aggravation de ses douleurs osseuses par l'humidité, ainsi qu'une sensibilité sur le plan respiratoire au temps humide, par brouillard et au vent.

Elle supporte très mal la grande chaleur. Elle est aggravée par le soleil qui déclencherait des douleurs du dos. La nuit, elle se couvre modérément, évite la chaleur. Elle déclare avoir peur de l'orage, n'a pas effectué de séjour au bord de la mer.

L'appétit est bon avec une préférence pour les légumes, et le poisson. Il n'existe pas de troubles digestifs.

Sur le plan psychologique, Madame D. signale qu'elle a un très mauvais moral, lié à des problèmes familiaux. Elle a été veuve à 34 ans, et a élevé seule ses 3 enfants.

Elle ressent une anxiété, soupire souvent, parle beaucoup. Se dit très émotive. Son sommeil est souvent perturbé par des réveils dans la nuit. (Elle prend régulièrement un anxiolytique : **Prazepam 10mg - (Lysanxia)**.

Evolution

Il est conseillé à la patiente de poursuivre dans l'immédiat le traitement à visée cardiologique (qu'il est prévu de diminuer ultérieurement) et d'interrompre le traitement rhumatologique classique en raison de sa mauvaise tolérance sur le plan digestif.

Le traitement homéopathique est prescrit pour deux mois, mais la malade est revue 3 semaines après pour rhino-bronchite avec encombrement bronchique à l'auscultation, mucosités rhino-pharyngées. Des médicaments homéopathiques à polarité respiratoire et O.R.L. sont alors prescrits pour l'épisode aigu, et également à titre préventif.

- **3ème consultation - mi-janvier 1990**

Madame D. ressent une nette amélioration sur le plan respiratoire : disparition des signes de bronchite à l'auscultation, et des écoulements rhino-pharyngés.
Amélioration sur le plan respiratoire, disparition de l'oppression, et de la dyspnée d'effort.

Sur le plan rhumatologique : amélioration des douleurs dorso-lombaires, persistance d'une douleur modérée de la hanche droite.

- **4ème consultation - fin février 1990**

La malade est enchantée car elle n'a pas eu de bronchite, ni de rhinopharyngite.

La tension artérielle est à 14/8. Pas de bronchite à l'auscultation.

Sur le plan rhumatologique : persistance de l'amélioration des douleurs dorso-lombaires. Mais présence d'une douleur de la hanche et de la jambe droite qui donne l'impression de se paralyser et de flancher. Impatience des jambes.

Les douleurs sont améliorées par la position étendue, au lit, et par la chaleur.
Le traitement est complété.

- **5ème consultation - en avril 1990**

Toujours aucune bronchite.

Les douleurs de la jambe droite ont disparu en une dizaine de jours.

Les douleurs lombaires sont moins vives, une ostéodensitométrie pratiquée montre une diminution connue significative de la densité osseuse (DMO G/CM2 = 0,68 au niveau du rachis lombaire).

- **6ème consultation - en juin 1990**

Madame D. déclare selon ses propres termes, qu'il y a un énorme progrès à tout point de vue.

Les douleurs de la région dorso-lombaire sont très atténuées. Elle n'a eu aucune bronchite, ni rhume, depuis décembre 89, ce qui semble exceptionnel.

L'ophtalmologiste a constaté une légère amélioration de l'acuité visuelle.

Enfin, la patiente signale qu'elle se sent beaucoup plus détendue. A l'examen, l'auscultation pulmonaire est normale, la tension artérielle est à 14/8.

Etude du cas et commentaires

Cette malade, comme on peut le constater assez souvent en pratique, présente une poly-pathologie, qui pourra être prise en charge en grande partie par le traitement homéopathique.

Mode réactionnel

Le mode réactionnel est nettement psorique avec les antécédents de rhinite allergique et d'asthme, avec périodicité, alternance successive des manifestations entre les muqueuses et les séreuses.

Le mode réactionnel tuberculinique est également indiscutable avec la notion dans les antécédents d'une pleurésie tuberculeuse, et de nombreuses bronchites.

Enfin, le mode réactionnel sycotique est associé en raison des nombreux traitements suivis par la patiente, de l'existence d'une arthrose avec lésions dégénératives, et d'une aggravation nette par l'humidité.

Enfin, la tendance dépressive est à rattacher à ce mode réactionnel sycotique.

Type sensible

Les modalités thermiques générales (intolérance générale à la chaleur, l'aggravation par le soleil), le comportement général (loquacité), et la latéralité gauche (sur le plan antécédents) sont en faveur de *Lachesis*.

L'anxiété, l'émotivité, les soupirs de la patiente orientent vers *Ignatia*.

Symptomatologie générale

D'après la similitude lésionnelle : deux médicaments paraissent indiqués :

Calcarea fluorica pour son tropisme osseux. Son action sur le métabolisme osseux indiqué en raison des phénomènes d'ostéoporose très accentués, et secondairement des phénomènes d'arthrose dégénérative avec ostéophytose.

(Les modalités générales d'aggravation par le froid de *Calcarea fluorica* ne coïncident pas avec l'aggravation par la chaleur chez la patiente : dans ce cas, on peut évoquer *Fluoric acidum* aggravé par la chaleur. Cependant, en raison de la profondeur d'action de *Calcarea fluorica*, et de sa polarité pour le tissu osseux, ce médicament a été prescrit.)

Phosphorus remède de dégénérescence tissulaire et anti-hémorragique, est indiqué pour les troubles vasculaires rétiniens.

Sur le plan local : En raison des modalités d'amélioration par le repos des douleurs osseuses, *Bryonia* est prescrit en 15 CH de façon répétée, tous les jours.

Lors de la 1ère consultation, la première ordonnance comporte :

1) *Bryonia* 15 CH	3 granules au réveil
2) *Ignatia* 9 CH	3 granules au coucher (pour son action régulatrice sur le plan neuro-végétatif et du sommeil)
3) *Nux vomica* 7 CH	3 granules à midi pendant 15 jours (pour antidoter les effets des derniers traitements médicamenteux)

4) des doses de *Lachesis* 15 CH prescrites en alternance le dimanche avec des doses de *Calcarea fluorica* 7 CH

Lors de la 2ème consultation : la patiente présente un épisode aigu de bronchite. La symptomatologie aiguë oriente vers *Antimonium tartaricum* 5 CH, 3 fois par jour avec *Kalium bichromicum* 7 CH 3 fois par jour et 3 doses d'*Hepar sulfur* (la 1ère en 15 CH), les deux suivantes en 30 CH (en raison de l'existence d'une surinfection bronchique).

En raison de la fragilité respiratoire de la malade, et des antécédents, *Psorinum* 15 CH est prescrit à raison d'une dose tous les 15 jours pendant 2 mois, puis 1 fois par mois et d'une dose de *Tuberculinum* 15 CH.

Lors de la 3ème consultation, le même traitement est poursuivi et quand la malade est revue pour **la 4ème fois**, *Causticum* est prescrit en 15 CH 2 fois par jour pour les douleurs de la jambe avec sensations de parésie, de dérobement, et d'impatiences, jusqu'à amélioration.

Lors de la 5ème consultation : *Calcarea fluorica* 7 CH est prescrit tous les jours pour augmenter son action sur le tissu osseux en raison de l'importance de l'ostéoporose.

Lors de la dernière consultation, le même traitement (*Bryonia* 15 CH 1 fois par jour) est maintenu, *Calcarea fluorica* 7 CH 1 fois par jour, *Phosphorus* 15 CH 1 fois par jour, et *Lachesis* 15 CH (doses) en alternance avec *Psorinum* 15 CH (doses).

Dr Ph. Demange

Observation n° 5

Monsieur Paul Y., menuisier dans la construction navale, né en 1967, consulte en décembre 1986 pour acné.

Histoire de la maladie

L'acné a débuté il y a 4 ans, vers l'âge de 15 ans, localisé d'abord au visage (en particulier le front et les joues), et s'étendant avec prédilection au thorax.

Ce patient a consulté deux dermatologues différents et a suivi plusieurs traitements à base d'antibiotiques et de produits locaux tels que **Pygmal, Peroxyde de benzoyle**. Ces traitements n'ont pas apporté vraiment d'amélioration.

Un traitement homéopathique a été effectué, et a paru plus efficace, mais l'acné persiste néanmoins.

A l'examen on constate une très importante acné papulo-pustuleuse, avec différentes lésions au niveau du thorax :

- Des papulo-pustules arrondies renfermant du pus
- Des éléments tubéreux et kystiques
- Des éléments nodulaires de teinte violacée
- Des cicatrices déprimées ou réalisant pour certaines un aspect chéloïdien.

Ces lésions très nombreuses prédominent sur toute la face antérieure du thorax, et à un degré moindre au niveau du dos.

Le visage est pratiquement épargné, avec quelques micro-kystes et papulo-pustules sur les joues.

Antécédents personnels

Rougeole, varicelle, rubéole
Appendicectomie. Rhinopharyngite dans l'enfance.
Intervention pour déviation de la cloison nasale.
Anorexie (à la naissance de sa soeur).

Antécédents familiaux

Une soeur de 17 ans suivie pour migraines et spasmophilie
Père obèse présentant un psoriasis
Mère suivie pour troubles dyspeptiques et troubles veineux des membres inférieurs.

Examen et interrogatoire

Il s'agit d'un jeune homme, longiligne, plutôt maigre, pesant 53kg pour 1,76m. Il était d'ailleurs chétif, dans la première enfance, aux dires de sa mère.

En dehors de l'acné, il existe une séborrhée au niveau du front et des ailes du nez.

L'examen clinique est par ailleurs normal. La tension artérielle est de 12/8.

L'interrogatoire révèle que sur le plan thermique, ce patient n'est sensible ni au froid, ni à la chaleur. Il supporte difficilement la chaleur artificielle, se couvre la nuit, mais recherche parfois le frais pour les pieds.

Il transpire modérément au niveau des aisselles.

L'acné est très nettement aggravée en hiver, et améliorée en été.

Sur le plan climatique, on ne note pas de réactions particulières au bord de la mer.

L'appétit est bon. Monsieur Y. déclare qu'il mange de tout, mais qu'il apprécie la viande, les sauces, les frites. Il aime bien salé, rajoutant souvent du sel, mais emploie peu d'épices.

Il existe une tendance aux hémorroïdes.

Le sommeil est bon, en moyenne 8 heures par nuit en semaine, beaucoup plus le week-end.

Sur le plan du comportement, ce patient paraît réservé et peu loquace. Sa mère qui l'accompagne explique que son fils n'est pas «un grand parleur». S'il a des problèmes, il en parlera plutôt à sa mère. Ce garçon déclare apprécier la compagnie, mais en fait, se trouve très bien seul.

Il n'est pas sportif, paraît satisfait de son travail, et semble peu émotif.

Un traitement homéopathique est prescrit pour 3 mois.

Evolution

La deuxième consultation a lieu en mars 1987. On note une amélioration de l'acné. En effet, les éléments tubéreux et les papulo-pustules, sont beaucoup moins denses sur le partie antérieure du thorax et du dos.

Les cicatrices sont toujours très nombreuses. On ne constate pas de lésions au niveau du visage. Le patient ne signale rien de particulier. Il a grossi d'un kilo.

Le traitement est complété et prescrit pour 3 mois.

Lors de la 3ème consultation qui a lieu fin juillet 1987, on constate une très nette amélioration de l'acné. Il n'existe pratiquement plus de lésions pustuleuses au niveau de la face antérieure du thorax. Les cicatrices sont atténuées et moins visibles.

La 4ème consultation a lieu fin mars 1988. Le patient est en train d'effectuer son service militaire et reconnaît avoir très mal suivi sont traitement. Le poids a augmenté : 56kg200. Mais on constate une récidive de l'acné : il existe de nombreux éléments pustuleux sur la face antérieure du thorax, et du dos, où l'on observe des éléments kystiques.

Le traitement est modifié et prescrit pour 4 mois.

Le patient ne reviendra en consultation qu'en novembre 1989. L'amélioration de l'acné est très satisfaisante : on note seulement la présence de quelques rare papulo-pustules sur la face antérieure du thorax avec des cicatrices moins visibles.

D'ailleurs, le patient est beaucoup moins préoccupé de son acné que d'une chute de cheveux.

Etude du cas et commentaires

Mode réactionnel

L'évolution chronique et continue des lésions évoque chez ce patient le mode réactionnel sycotique.

Thuya paraît dans ce cas, le remède le plus approprié, car il est également indiqué par des signes locaux : présence de kystes, de cicatrices, de séborrhée, et également par la notion de traitements médicamenteux : antibiotiques prescrits de façon prolongée.

Cependant, le mode réactionnel psorique est également présent, par l'existence d'une périodicité (aggravation nette de l'acné en hiver) et de poussées aiguës de surinfection.

L'indication de *Psorinum* est à considérer.

Enfin, le sous-groupe tuberculinique peut être envisagé devant des signes généraux : maigreur malgré un bon appétit, antécédents de rhinopharyngite, de signes locaux : éléments nodulaires, de teinte violacée.

La prescription d'une tuberculine paraît justifiée, et en particulier de *Tuberculinum residuum* pour la polarité cutanée, la localisation préférentielle des lésions, au niveau du buste et du dos, la tendance aux cicatrices hypertrophiques, l'existence de certaines lésions d'acné tubéreuse.

Type sensible

Paraît bien correspondre à *Natrum muriaticum* sur différents plans :
- Morphologie : maigreur avec appétit conservé
- Signes généraux : sensibilité à la chaleur, désir d'aliments salés
- Signes caractérologiques : comportement très réservé et introverti. *Natrum muriaticum* sera prescrit en haute dilution (15 CH) en raison du niveau de similitude.

Signes généraux :

Evoquent *Natrum muriaticum,* mais aussi *Sulfur iodatum* par le tropisme cutané, la tendance à l'amaigrissement malgré l'appétit. La sensibilité à la chaleur avec recherche de fraîcheur la nuit pour les pieds. *Sulfur iodatum* sera d'abord prescrit en dilutions moyennes (7 CH) puis en hautes dilutions (15 CH).

Signes locaux :

Comportent différentes lésions : papulo-pustules, éléments tubéreux, nodulaires, correspondant aux remèdes précédemment envisagés. Mais l'existence de nombreuses cicatrices, avec tendance cheloïdienne est en faveur de *Graphites.* La présence de kystes est un signe indicateur supplémentaire de *Thuya.*

La première prescription comporte donc :

1) *Sulfur iodatum* 7 CH	3 granules 1 fois par jour (au réveil)
2) *Thuya* 7 CH	3 granules 1 fois par jour (au coucher)
3) *Graphites* 7 CH	3 granules 1 fois par jour (dans la journée)
4) *Natrum muriaticum* 15 CH	1 dose chaque dimanche (au réveil)

Tuberculinum residuum est d'abord prescrit en 9 CH, une dose tous les 15 jours, le premier mois, puis en 15 CH, une dose par mois, les deux mois suivants.

Lors de la 2ème consultation, *Psorinum* est prescrit en 15 CH en doses hebdomadaires en alternance avec *Natrum muriaticum* 15 CH.

Les autres médicaments prescrits la première fois sont poursuivis.

La 3ème prescription est identique.

Lors de la 4ème consultation, on note une récidive de l'acné. Bien que le patient ait très mal suivi les prescriptions, le traitement est modifié.

Sulfur iodatum et *Natrum muriaticum* sont prescrits en 15 CH en doses hebdomadaires.
Thuya est maintenu en 7 CH, 1 fois par jour.

Kalium bromatum est prescrit en 7 CH sur des signes locaux : aspect pustuleux, tubéreux de l'acné (on ne note pas de signes caractérologiques du remède, la dilution prescrite sera moyenne).

Hepar sulfur est prescrit en raison de la tendance à l'infection et à la suppuration des lésions bien qu'on ne retrouve pas les signes généraux du remède (frilosité, hypersensibilité). Une haute dilution 15 CH est choisie afin de freiner et de tarir le processus de suppuration. Ces deux médicaments sont prescrits en les alternant un jour sur deux.

En raison des bons résultats constatés, ce dernier traitement sera poursuivi.

Dr Philippe Desobeau

Observation n° 1

L'enfant Maider A., 11 ans, est vue en consultation pour la première fois en février 1988.

Sa mère nous explique qu'elle est toujours «enrhumée» ; il existe en effet une obstruction nasale chronique avec baisse de l'odorat.
Par ailleurs, elle a fait une crise d'asthme inaugurale lors des vacances de Pâques 1987, une deuxième en juin 1987, la nuit, avant minuit.
Le bilan allergologique objective une allergie aux acariens avec positivité des tests cutanés et une élévation significative du taux des IgE spécifiques.
Une désensibilisation a débuté en septembre 1987, interrompue sur décision des parents 3 mois après, devant l'absence de résultats et le caractère contraignant de la méthode.

L'interrogatoire permet de retenir les caractéristiques suivantes :
- peu d'appétit, de toujours, avec une attirance marquée pour les sucreries et une aversion nette pour le lait pur ; transit intestinal normal
- frilosité mais intolérance à la chaleur confinée qui provoque des nausées
- sommeil sur le côté gauche, calme, avec réveil le matin de mauvaise humeur
- transpiration des pieds, sans odeur particulière.

Maider est une enfant longiligne (30 kg pour 1m37), au teint mat ; elle présente de grosses amygdales, un petit maxillaire inférieur.
L'examen du revêtement cutané montre une kératose pilaire de topographie habituelle (joues, faces externes des bras et des cuisses).
Sa mère la décrit comme une enfant plutôt insouciante, sociable, pas particulièrement têtue... ni ordonnée.
Les résultats scolaires sont irréguliers, avec une fatigue les fins de trimestres.
Enfin, il n'existe pas d'allergie familiale.

Commentaires :

L'étude des symptômes locaux permet de retenir :
- une obstruction nasale chronique avec baisse de l'odorat
- deux crises d'asthme, avec comme caractéristiques :
  . une survenue au printemps
  . un horaire nocturne (avant minuit).

L'étude des signes généraux nous permet de noter :

- peu d'appétit avec désir de sucreries
- intolérance à la chaleur confinée malgré frilosité
- mauvaise humeur le matin au réveil
- transpiration des pieds.

L'étude des caractéristiques morphologiques et comportementales

dans cette observation ne permet pas d'aboutir à l'individualisation d'un type sensible particulier.

La totalité des symptômes caractéristiques

-tant sur le plan local que général- est à prendre en considération, selon la démarche habituelle, lors de toute consultation homéopathique.

Un seul médicament homéopathique est individualisé -assez aisément- de cette étude synthétique : *Lycopodium*. Ce médicament rentre dans le cadre du **mode réactionnel psorique.**

L'existence d'un **mode réactionnel sycotique** associé est à prendre en considération ; il s'appuie sur les arguments suivants :

- rôle déclenchant, ou du moins aggravant des vaccinations obligatoires sur un terrain atopique
- désensibilisation récente (bien que de courte durée).

La prescription de *Thuya* se justifie donc, pour ce premier traitement de fond.

Enfin, lors de toute **consultation allergologique** -surtout lorsqu'il s'agit d'une allergie aux acariens- **l'interrogatoire doit faire préciser l'environnement**, en l'occurence la literie : dans le cas présent, la literie était en laine ! La nature pluri-factorielle de la maladie allergique, incite à intervenir à tous les niveaux possibles.

Ordonnance :

Lycopodium 15 CH : 1 dose tous les 2 dimanches
Thuya 15 CH : 1 dose tous les 2 dimanches, en alternance
Ipeca 15 CH : en cas de crise d'asthme, 3 granules 3 fois par jour pendant 2 à 3 jours.
traitement pour 3 mois.

2ème consultation mai 1988

L'amélioration fut rapide et durable : reprise de l'appétit, disparition de l'obstruction nasale, absence de crises d'asthme.

Par ailleurs, Maider nous apprend qu'elle est souvent **malade en voiture** : pâleur, nausées, amélioration par l'air frais (vitre ouverte).

Ordonnance :

Même traitement pour 4 mois plus :
Tabacum 7 CH : 3 granules avant chaque déplacement en voiture.

3ème consultation septembre 1988

Après un séjour de 5 jours au bord de la mer, Maider a présenté un épisode d'oppression respiratoire avec obstruction nasale concomitante, disparu sans traitement. La reprise de l'observation n'apporte pas d'éléments nouveaux et permet de noter :
- la disparition de la kératose pilaire
- la disparition de la mauvaise humeur du réveil.

Ordonnance :

Même traitement, plus :
Dulcamara 7 CH : 3 granules en cas de séjour au bord de la mer, 2 à 3 fois par jour, en cas de gêne respiratoire.

4ème consultation février 1989

Maider est en pleine forme. Elle a fait seulement 2 rhinopharyngites traînantes sans complications, avec écoulement jaune verdâtre, abondant et non irritant.

Si le mode réactionnel sycotique est -dans la plupart des cas- d'origine acquise, le mode réactionnel psorique est d'origine héréditaire. Et si l'«allergie» -au sens large du terme- ne résume pas le mode réactionnel psorique, elle en fait bien partie et illustre ses caractéristiques essentielles :
- manifestations périodiques (prévalence saisonnière au printemps et/ou à l'automne)
- alternance entre des affections cutanées (eczéma, urticaire) et affections respiratoires (asthme, rhume des foins).

Dans cette observation, l'existence d'une allergie aux acariens, prouvée par le bilan allergologique (tests cutanés, dosage des IgE totales et spécifiques), l'histoire de la maladie, permettent d'affirmer l'existence d'un **mode réactionnel psorique.**
La prescription de *Psorinum* est donc justifiée, en dehors de tout symptôme pathogénétique caractéristique de ce biothérapique.

Ordonnance :

Même traitement, plus :
Psorinum 30 CH : 1 dose le premier mercredi de chaque mois
Pulsatilla 9 CH : 3 granules 3 fois par jour, en cas de rhume.

5ème consultation août 1989

Maider n'a pas été malade.

Ordonnance :

Lycopodium 15 CH : 1 dose les premier et troisième dimanches
Thuya 15 CH : 1 dose le deuxième dimanche
Psorinum 30 CH : 1 dose le quatrième dimanche.
traitement pour 6 mois.

6ème consultation février 1990

Rien à signaler. Même traitement pour 6 mois.

Dr Philippe Desobeau

Observation n° 2

Monsieur T., instituteur à la retraire de 66 ans, consulte en juin 1989 pour les problèmes de santé suivants :

- depuis le mois de février, il se plaint d'**un mal de gorge traînant**, avec démangeaisons de la gorge provoquant une toux sèche d'irritation
- **puis est apparu un enrouement** avec voix cassée, aggravé les fins de journée
- **une sensibilité douloureuse du larynx,** aggravée en parlant longtemps
- **une sensation de bouche chaude**, comme gonflée
- **enfin, depuis quelques semaines, une oppression respiratoire** est survenue, avec sensation de manquer d'air, et sensation de brûlure des poumons.

Sur le plan général, le patient signale une perte pondérale de 4 kg, sans diminution de l'appétit, une asthénie et une fatigabilité musculaire.

Il a consulté un spécialiste O.R.L. à 4 reprises : le bilan biologique et radiologique (sinus, poumons) est normal ; les divers traitements préconisés n'ont apporté aucune amélioration.

Une consultation a été demandée auprès d'un pneumologue ; le diagnostic d'asthme a été porté et un traitement par **bromure d'ipratropium (Atrovent*)** et **béclométasone (Becotide*)** est prescrit, sans effet bénéfique.
Le test **Phadiatop*** est négatif.

L'interrogatoire retrouve des antécédents d'aphonie à répétition lorsqu'il était encore en activité, améliorée à l'époque par 3 cures thermales à Luchon (eaux sulfureuses).
En 1986, il a subi l'ablation de polypes au niveau des fosses nasales.
Enfin, Monsieur T. ne fume plus depuis 1976.

Il a remarqué que ses nuits sont toujours bonnes : il n'a en effet jamais présenté la nuit d'épisode de toux ni de dyspnée.

L'examen clinique est normal sur le plan O.R.L., si ce n'est une muqueuse nasale pâle.
L'examen pulmonaire et cardio-vasculaire ne décèle aucune anomalie.

Commentaires :

Dans cette observation, il s'agit d'une pathologie subaiguë : le schéma de Hering peut donc être utilisé :

- **sensation** : brûlure (des poumons)
- **localisation** : larynx et poumons
- **modalités** : aggravation en fin de journée (pour l'enrouement)
  aggravation en parlant longtemps (pour la sensibilité du larynx)
  amélioration par le sommeil (pour la toux et la dyspnée)
- **concomitant** : local = oppression respiratoire
  général = perte de poids, asthénie.

Dans ce cas clinique, les signes les plus caractéristiques, c'est-à-dire ceux qui doivent être retenus pour le choix du (ou des) médicament(s) homéopathique(s) approprié(s) sont des **symptômes locaux qualifiés de modalités locales**.
Ces symptômes sont tout à fait caractéristiques de la ***laryngite du type Phosphorus***.

L'ordonnance a donc été la suivante :

Phosphorus 7 CH : 3 granules 3 fois par jour, en espaçant dès amélioration.

L'amélioration a été spectaculaire : dès le 3ème jour, tous les symptômes avaient disparu !
L'arrêt du traitement s'est effectué de façon progressive : 2 prises par jour dès le 4ème jour et pendant 15 jours, puis une seule prise quotidienne pendant encore 15 jours.

Les autres médicaments homéopathiques qui pourraient être évoqués dans cette observation sont :

- *Causticum*, mais l'aggravation de l'enrouement est matinale avec ce médicament
- *Manganum*, l'asthénie étant en faveur du remède, ainsi que l'amélioration couché, mais il manque la notion de douleur irradiant aux oreilles, et l'enrouement est aggravé le matin, comme *Causticum*
- *Arsenicum album*...

Dr Philippe Desobeau

Observation n° 3

Une fillette de 9 ans est vue en consultation pour la première fois en juin 1987, amenée par sa mère pour :
- des crises d'asthme typiques faisant suite à des bronchites asthmatiformes depuis la première enfance
- une **obstruction nasale chronique** avec éternuements le matin au réveil.

Le bilan allergologique objective une allergie importante aux acariens, moisissures et plumes.

La prise régulière de **Kétotifène (Zaditen*)** et de **Théophylline (Théophylline Bruneau*)**, n'empêche pas la survenue des crises d'asthme, traitées par Bétaméthasone (Célestène*) pendant 2 jours.

Sur le plan familial, sa mère présente également une allergie aux acariens et à la poussière de maison ; pas d'antécédent de primo-infection ni de tuberculose pulmonaire.

Parmi les antécédents personnels de cet enfant, on retient :
- une varicelle, une rougeole sans complication
- l'absence d'eczéma atopique en bas-âge.

L'interrogatoire permet de retenir les caractéristiques suivantes :
- bon appétit, soif vive, désir de viande et aversion pour l'acide
- grande frilosité avec bonne tolérance à la chaleur, pieds froids au lit l'obligeant à mettre des chaussettes !
- prurit au contact de la laine ; pas de transpiration notable.

Les crises d'asthme sont qualifiées de modalités :
- aggravation au printemps et à l'automne
- survenue fréquente au réveil, mais les toutes premières crises étaient nocturnes, souvent vers 2 heures du matin
- le lendemain d'une crise, l'enfant reste pâle et très fatiguée.

La recherche d'un type sensible éventuel repose sur les éléments suivants :
- sur le plan morphologique : stigmates fluoriques très nets notamment au niveau de la denture
- sur le plan comportemental : enfant calme, studieuse, ordonnée (a plié son tricot avec soin sur le lit d'examen) et même collectionneuse, conservatrice (incapable

de jeter ses vieux jouets même cassés), s'entendant bien avec ses deux frères de 6 et 13 ans.

L'éviction des allergènes est assurée au mieux puisque la literie est synthétique et qu'un traitement acaricide par **Paragerm AK*** est effectué régulièrement chaque année au printemps et à l'automne.

Commentaires :

Cette observation illustre la réalité clinique du type sensible, en l'occurrence *Arsenicum album* :
- les signes généraux et les modalités générales
- le comportement général nerveux

sont en effet bien retrouvés ; la morphologie est contingente...

Le mode réactionnel chronique est psorique.

D'où l'ordonnance :

Psorinum 15 CH, *Arsenicum album* 15 CH
1 dose dimanche, en alternance
Nux vomica 7 CH, 3 granules au coucher (en raison de l'obstruction nasale et de la prise antérieure de nombreux médicaments allopathiques).

2ème consultation octobre 1987

Depuis septembre, elle n'a plus fait de crise d'asthme, et sa mère a arrêté le traitement de **Zaditen*** et **Théophylline***.
L'examen clinique est normal, seule persiste l'obstruction nasale.

Pulsatilla 5 CH, 3 granules au coucher, en raison de l'obstruction nasale chronique
Psorinum 15 CH, *Arsenicum album* 15 CH, 1 dose dimanche en alternance
Thuya 15 CH, 1 dose un mercredi sur deux, en raison d'une note sycotique associée (influence iatrogène).

3ème consultation janvier 1988

Pas de crise depuis ; nette amélioration de l'obstruction nasale et disparition des éternuements.

Psorinum 30 CH, premier dimanche
Arsenicum album 30 CH, troisième dimanche
Thuya 15 CH, deuxième et quatrième dimanches

4ème consultation mars 1988

Pour une trachéïte avec toux sèche entraînant des douleurs au ventre, aggravée à la chaleur d'une pièce, avec sécheresse des lèvres concomitante.
Guérison en 48 heures avec *Bryonia* 7 CH, 3 granules 3 fois par jour.

5ème consultation avril 1988

N'a pas présenté de crise d'asthme depuis septembre 1987.
N'a pas manqué un seul jour d'école.

Même traitement.

6ème consultation juillet 1988

A présenté deux débuts de crise d'asthme vers 1 heure du matin, traitées avec succès par... *Ipeca* 15 CH.
On conseille la prise préventive de *Dulcamara* 7 CH en raison d'une obstruction nasale après bain en piscine, et le traitement de fond :
Arsenicum album 30 CH, premier dimanche du mois
Psorinum 30 CH, troisième dimanche du mois.

10ème consultation avril 1990

Depuis juillet 1988, elle n'a eu que deux crises d'asthme modérées, guéries par *Arsenicum album* 5 CH en alternance avec *Ipeca* 15 CH.
On conseille de poursuivre le même traitement de fond pour un an.

Dr Philippe Desobeau

Observation n° 4

**Madame L., 66 ans, consulte en juillet 1988 pour la première fois :
elle désire se faire soigner par homéopathie, car depuis six ans, elle fait des infections urinaires à répétition, toujours à Colibacille.**

Depuis 3 mois, elle présente une infection urinaire persistante, malgré la prise successive d'antibiotiques et d'antiseptiques urinaires **[(triméthoprime (Bactrim), amoxicilline + acide clavulanique (Augmentin), gentamicine (Gentalline), acide pipémidique (Pipram)].** Les ECBU. objectivent toujours une concentration pathogène à 10 puissance 6 Colibacilles, avec leucocytes nombreux et altérés.
Le bilan urologique est strictement normal (échographie, UIV).

Sur le plan fonctionnel, la patiente signale :
- une sensation pénible de poids au niveau de la vessie, non améliorée par la miction
- l'absence de pollakiurie et de brûlures mictionnelles, contrairement au premières crises où elle se plaignait de brûlures avant, pendant et après la miction.

Dans ses antécédents, on retient surtout un cancer de l'ovaire droit, opéré il y a 9 ans, avec radiothérapie post-opératoire, suivie d'un zona inguinal droit.

L'interrogatoire permet de noter les caractéristiques suivantes :
- bon appétit ; se force à boire 2 litres d'eau par jour
- attirance très marquée pour les oeufs, de toujours ; désir de chocolat et de sucreries ; aversion nette pour la viande rouge ; intolérance à l'ail, pommes de terre et au gras
- somnolence post-prandiale, aggravée par une sieste
- frilosité importante, chaleur bien supportée sauf celle du soleil sur la tête
- sensation de froid au niveau de la nuque.

La recherche d'un type sensible éventuel repose sur les éléments suivants :
- morphologie carbonique (76 kg pour 1 m 57)
- comportement tonique, bavarde ; elle a bien réagi à l'annonce de son cancer.

Commentaires

Cette observation suscite une réflexion à plusieurs niveaux :
- mode réactionnel chronique
- médicament correspondant au type sensible
- remèdes symptomatiques
- étiologie microbienne.

Le mode réactionnel chronique

est du type sycotique : infection chronique d'une muqueuse (la muqueuse urinaire). Ce terrain sycotique est «renforcé» par la prise répétée d'antibiotiques et d'antiseptiques urinaires.
Le premier médicament homéopathique à évoquer est *Thuya.*

Le médicament correspondant au type sensible

est choisi en fonction de la morphologie carbonique de la patiente, des signes généraux et des modalités générales recueillies : désir d'oeufs, aversion pour la viande rouge, frilosité, sensation de froid localisé (nuque).
On retrouve là les grandes caractéristiques de *Calcarea carbonica,* médicament «psoro-sycotique».

Les médicaments symptomatiques

sont choisis sur les symptômes locaux : sensation de poids au niveau de la vessie, non améliorée par la miction, absence de pollakiurie.
Cela évoque *Equisetum hiemale* (qui contient de la silice) et *Sepia,* complémentaire de *Calcarea carbonica.*

L'étiologie microbienne

est à prendre en considération dans cette observation dans la mesure où il s'agit d'une colibacillose urinaire. Le biothérapique correspondant est *Colibacillinum.*

Première ordonnance

- *Colibacillinum* 15 CH, *Thuya* 15 CH : 1 dose le dimanche, en alternance
- *Sepia* 9 CH : 3 granules au réveil sauf dimanche
- *Equisetum hiemale* 5 CH : 3 granules au coucher, sauf dimanche.

Deuxième consultation septembre 1988

Un ECBU réalisé fin aout, après 2 mois de traitement, montre une concentration de colibacilles à 10 puissance 5.
La sensation de poids au niveau de la vessie persiste toujours.

Ordonnance :

pour 3 mois

- *Calcarea carbonica* 15 CH, *Thuya* 15 CH : 1 dose le dimanche, en alternance
- *Sepia* 9 CH : 3 granules au réveil sauf dimanche
- *Equisetum hiemale* 5 CH : 3 granules au coucher sauf dimanche.

Troisième consultation décembre 1988

On a le plaisir d'apprendre que l'amélioration est totale, à la fois sur le plan clinique (plus de sensation de poids) et biologique (ECBU négatif).

Ordonnance

- *Calcarea carbonica* 30 CH
- *Thuya* 15 CH

1 dose le dimanche en alternance, pendant 3 mois.

Quatrième consultation mars 1989

Madame L. ne signale aucun trouble urinaire. Pour la première fois, elle vient de faire une crise d'herpès génital, déclenchée par un choc émotif (hospitalisation de sa mère de 91 ans).

La survenue de cette crise d'herpès génital justifie la prescription de *Medorrhinum*, biothérapique du mode réactionnel sycotique, en relais de *Thuya*, prescrit pendant 6 mois.

D'où l'ordonnance :

- *Calcarea carbonica* 30 CH
- *Medorrhinum* 15 CH

1 dose le dimanche, en alternance, pendant 3 mois.

Cinquième consultation juin 1989

Rien à signaler.

Ordonnance :

même traitement pendant 3 mois.

Sixième consultation septembre 1989

Rien à signaler.

Ordonnance :

- *Calcarea carbonica* 30 CH
- *Thuya* 15 CH

1 dose le dimanche, en alternance, pendant 3 mois.

Septième consultation mars 1990

On reprend l'alternance *Calcarea carbonica / Medorrhinum.*

Huitième consultation mai 1990

Découverte fortuite d'un polype de la vésicule biliaire à l'échographie, demandée en raison de douleurs abdominales mal étiquetées, confirmé par une cholécystographie orale.
L'existence de ce polype de localisation assez rare confirme, s'il en était besoin, l'indication de *Calcarea carbonica,* médicament important de polypose (nasale, vésicale, génitale...).

On conseille la poursuite du traitement de fond, sans changement.

Dr Philippe Desobeau

Observation n° 5

Monsieur I., exploitant agricole de 65 ans, consulte en mars 1988 pour une bronchite chronique évoluant depuis plus de 10 ans, avec surinfections bronchiques chaque hiver, nécessitant la prise d'antibiotiques.

Dans ses antécédents on retient :

- une gastrectomie des 2/3 en 1968, pour ulcère de l'estomac, révélé par un méléna. Un TOGD. récemment pratiqué ne montre pas de complications au niveau de l'anastomose.
- une réaction secondaire après vaccin anti-grippal en 1978, à type de syndrome pseudo-grippal avec fièvre et courbatures
- une maladie de Dupuytren bilatérale, opérée en 1982 à gauche, car le patient est gaucher
- une pneumopathie du lobe inférieur droit en décembre 1987, traitée par une série de 20 injections d'**amoxicilline (Clamoxyl*)**.

Sur le plan respiratoire, Monsieur I. signale :

- un tabagisme ancien (2 paquets de gris par semaine)
- une dyspnée d'effort à la marche en montée
- une expectoration matinale habituelle.

Sur le plan digestif, l'interrogatoire permet de noter :

- un appétit très modéré, de toujours, une attirance pour les épices, une intolérance au lait, aux oeufs, ainsi qu'à l'ail et à l'oignon
- un ballonnement et une somnolence post-prandiale, améliorée par une sieste d'1/4 d'heure
- un transit intestinal normal, malgré la prise de **phosphate d'aluminium (Phosphalugel*)** au long cours.

L'examen clinique nous montre :

- un patient amaigri (51 kg pour 1 m 70) et frileux
- des ongles striés, des extrémités froides, sans transpiration
- une maladie de Dupuytren.

Commentaires

Le mode réactionnel chronique de ce patient est sycotique :
- infection chronique de la muqueuse bronchique
- antibiothérapie à répétition.

les signes généraux évoquent *Silicea* et *Thuya* :
- frilosité, amaigrissement, ongles striés
- intolérance à l'oignon...

La similitude sur le plan anatomo-pathologique oriente vers *Tuberculinum residuum* :
- rétraction de l'aponévrose palmaire
- bronchite chronique avec sclérose pulmonaire.

La symptomatologie digestive, motif secondaire de la consultation, évoque *Lycopodium* :
- peu d'appétit
- intolérance à l'ail et à l'oignon
- ballonnement à la fin du repas.

Première consultation

Ordonnance :

- *Silicea* 15 CH : 1 dose tous les 2 dimanches
- *Thuya* 15 CH : 1 dose tous les 2 dimanches, en alternance
- *Tuberculinum residuum* 15 CH : 1 dose 1 mercredi sur 2
- *Lycopodium* 7 CH : 3 granules au réveil, sauf le dimanche
- arrêt du tabac

traitement de 3 mois.

Deuxième consultation juillet 1988

L'état général du patient s'est transformé : l'appétit est meilleur et il a pris 3 kg. Il ne présente pratiquement plus de toux ni d'expectoration matinale.
Cette amélioration rapide n'est pas due exclusivement au traitement homéopathique de fond : en effet, Monsieur I. a arrêté de fumer dès le lendemain de la consultation...et nous sommes en été.

Deuxième ordonnance pour 3 mois :

Même traitement, plus *Nux vomica* 5 CH : 3 granules au coucher.

Troisième consultation octobre 1988

L'amélioration se confirme. Le traitement est inchangé; on conseille seulement 1 dose mensuelle de *Serum de yersin* 9 CH, à titre préventif de l'épidémie grippale, chez ce patient insuffisant respiratoire chronique de 65 ans.

Quatrième consultation janvier 1989

Bon état général; n'a pas eu d'épisode de surinfection bronchique.

L'ordonnance est la suivante :

- *Silicea* 15 CH, *Thuya* 15 CH : 1 dose dimanche, en alternance
- *Tuberculinum residuum* 15 CH : 1 dose 1 mercredi sur 2
- *Serum de yersin* 9 CH : 1 dose le premier vendredi du mois.

Cinquième consultation mai 1989

Monsieur I. n'a pas été malade depuis ! L'ordonnance comporte :

- *Silicea* 15 CH : premier dimanche
- *Thuya* 15 CH : troisième dimanche
- *Tuberculinum residuum* 15 CH : deuxième et quatrième dimanches.

Dr Michel Durand

Observation n° 1

Allergie respiratoire et cutanée

Melle T. Catherine, née en avril 1962, infirmière D.E., célibataire, consulte en septembre 1982, pour :

- Asthme allergique dont les crises dyspnéïques sont à recrudescence vespérale (18 h) et nocturne (23 h à 4 h).

- Urticaire chronique

- Sinusite frontale.

La thérapeutique en cours est la suivante :

- **Salbutamol (Ventoline)** aérosol doseur
  3 inhalations buccales de 200 microgrammes chacune pendant les crises
- **Cromo glycate de sodium (Lomudal)**
  2 capsules en inhalation buccale quotidienne en prévention
- **Théophylline** mono hydratée **(Theophylline)**
  1 comprimé de 300mg le soir
- **Hydroxysine (Atarax)**
  1 comprimé de 100mg par jour.

Cet asthme a débuté à l'âge de 3 ans après une succession de rhinites nous précise la malade.

Une stabilisation précaire des crises s'est manifestée après plusieurs cures aux Eaux-Bonnes et à St Honoré Les Bains.

Une désensibilisation aux allergènes (Dermatophagoïdes Ptéronyssimus et poussière de maison) débutera à l'âge de 12 ans et durera cinq ans.

Les crises dyspnéïques s'espacent, mais un an après l'arrêt de ce traitement, à 18 ans, nouvelle rechute avec aggravation du syndrome respiratoire et mise en route du traitement actuel.
Nous sommes en 1980.
L'urticaire a vu le jour progressivement après sa douzième année.

Les antécédents se résument en :

Personnels :
- Infections cutanées à candida interdigito plantaires itératives
- Rhino-sinusite
- Douleurs scapulaires droites.

Familiaux :
Sont essentiellement d'ordre respiratoire.

Asthme de sa soeur jumelle, de plusieurs membres de la fratrie, côté maternel.

Type sensible :

Quand Melle T. Catherine, se présente à la consultation, la première impression retenue est celle d'une jeune femme réservée et discrète aussi bien dans sa tenue vestimentaire que dans son expression orale.

Brun châtain, de corpulence moyenne (162 cm pour 54 kg), Melle T. a le teint mat, de rares éphélides et un naevus sur le visage.

Les traits sont fins et le regard vif, le comportement calme.

Assise jambes croisées, elle ne parle pas spontanément.

Interrogatoire :

L'atteinte de l'état général se manifeste avec l'apparition de la gêne dyspnéïque vespérale et nocturne.

Les crises sont expiratoires, majorées par le décubitus dorsal et l'atmosphère humide, sans expectoration. Ces crises d'asthme sec disparaissent en altitude au-dessus de 1200m et parfois sur le littoral atlantique.

Elles sont très aggravées lors d'épisodes de rhinopharyngites hivernales qui laissent derrière elles un encombrement chronique des cavités sinusiennes frontales.

Ces crises d'asthme sont quotidiennes, gênant le sommeil de la malade. D'ordinaire, elle dort fenêtre ouverte, en décubitus ventral. En dehors des crises respiratoires, des épisodes d'insomnie existent en période menstruelle.

La soif est fréquente.

La dépendance tabagique est de l'ordre de 10 cigarettes / jours. Pas de contraception par voie orale.

Le port de cols fermés laisse une impression désagréable d'étouffement.

Le désir d'aliments salés prédomine.

Des poussées herpétiques à la lèvre supérieure récidivent à chaque épisode de rhinite ou de fatigue.

Persistent de manière intermittente :

- Dermatose à candida entre les orteils
- Urticaire avec picotements aux zones de frottement, aggravé par le toucher et le contact des vêtements
- Scapulalgie droite nocturne à recrudescence hivernale avec craquements de l'articulation aux mouvements du bras, parfois douleurs d'arrachement
- une enquête exploratrice pour des accès de palpitation révèle un prolapsus valvulaire mitral...

Les signes objectifs d'examen clinique se résument à :

- signes auscultatoires des champs pulmonaires - Sibilances
- dermographisme
- muqueuse buccale et langue normales.

bilan biologique :

IgE 1340

Eosino 7%

bilan allergologique :

IgE spécifiques :

Poussière	+++
Dermatophyte ptéronyssimus	+++

Comportement :

L'angoisse domine l'ensemble des symptômes.
Peur de l'échec dans ses études.
Peu de moments de larmes.
La consolation est acceptée selon le membre de la famille qui se présente.
Assez impatiente quand il s'agit d'attendre, cette jeune femme est timide.
Face à une vexation, la première réaction est le repli.
L'approche du flux menstruel ne modifie pas le caractère.
Elle ressasse ses ennuis.

Synthèse et commentaires

L'analyse des antécédents personnels et familiaux met en évidence l'appartenance de ce cas au :

Mode réactionnel psorique :

Hérédité familiale d'asthme, périodicité des crises, alternance :

- Asthme
- Urticaire
- Dermatose à candida

Récidive de la pathologie malgré :
- Cures
- Désensibilisation
- Traitements répétés et adaptés
- Asthénie.

Revoyons l'ensemble des symptômes

Locaux :

Dermographisme, urticaire chronique, herpès récidivant, inflammation des sinus frontaux, accès dyspnéïques quotidiens à recrudescence nocturne, tendinite scapulaire droite.

Généraux :

Asthénie, insomnies cataméniales, soif fréquente.

Signes caractéristiques :

- modalités d'aggravation :
  atmosphère humide et froide, hiver, épisode de rhinite, soir et la nuit, par cols fermés.
- modalités d'amélioration :
  altitude au dessus de 1200m, grand air, jour, littoral atlantique de manière non systématique, chaleur.
- désirs
  aliments salés
- excrétions
  incolores aqueuses non irritantes, souvent sécheresse des muqueuses.

Comportement :

Angoisse devant les situations difficiles entraînant des palpitations avec sensation de striction pharyngée, et la flatulence digestive post-prandiale. Emotivité spontanée sans cause déterminée. Ressasse ses ennuis.

Au vu de l'ensemble de la symptomatologie, deux médicaments viennent à l'esprit :

Pour le type sensible :

Natrum muriaticum d'abord
Sepia éventuellement

Pour le mode réactionnel :

Psorinum

Le caractère des excrétions, le désir de sel, la réaction à l'air marin nous ont fait choisir *Natrum muriaticum.*

Ordonnance pour 4 mois :

Psorinum 15 CH, une dose un jeudi sur deux
Natrum muriaticum 15 CH, une dose le dimanche
Histaminum 15 CH, 3 granules au lever les autres jours
Aralia racemosa 7 CH, 3 grs au dîner et au coucher les autres jours.

Le traitement classique est poursuivi pour faire face aux crises et éviter un syndrome de sevrage brutal.

Résultats - Evolution dans le temps

Janvier 1983 - Deuxième consultation

Aucun résultat franc.
Les améliorations transitoires sur l'horaire des crises sont probablement d'ordre placebo.

Ordonnance pour 4 mois

Psorinum 15 CH, une dose tous les 15 jours le jeudi
Natrum muriaticum 15 CH, une dose le dimanche au lever
Les autres jours, 3 granules de :
Histaminum 15 CH au lever
Kalium carbonicum 9 CH, au dîner.

L'opportunité de prescrire *Natrum muriaticum* en 30 CH n'est pas clairement définie, au vu des symptômes du comportement et en l'absence d'aggravation horaire de 10 h du matin.

Kalium carbonicum est prescrit sur sa polarité respiratoire et son aggravation par le froid et à 3 h, 4 h du matin.

Avril 1983

La dépendance allopathique est encore très forte.

On ne peut parler d'amélioration. Rien n'a bougé à notre avis. On change de cap avec la prescription de *Sepia*, relativement proche de *Natrum muriaticum*, bien que sa polarité respiratoire et allergique soit moindre et que les signe du comportement soient frustres. Enfin, les signes digestifs, gynécologiques et circulatoires sont absents.

Ordonnance pour 4 mois

Psorinum 15 CH, une dose tous les 15 jours le jeudi
Sepia 15 CH, une dose le dimanche au lever
Les autres jours, 3 granules de :
Histaminum 15 CH, au lever
Kalium carbonicum 15 CH, au dîner.

Le traitement allopathique est maintenu.

Juillet 1983

Le résultat est décevant. L'urticaire est toujours présente. Récidive de dermite à candida. Introduction d'une désensibilisation avec des dilutions de poussière et de dermatophyte pter.

Les IgE sont à 1150.
L'éosinophilie à 7%

Ordonnance identique avec en plus
Poussière et Dermatophagoïdes pteronyssimus 15 CH, 3 granules au coucher.

Novembre 1983

Les accès de dyspnée expiratoire sont plus accusés.
L'aggravation est nette.
Scapulalgie droite à recrudescence nocturne.
Un interrogatoire détaillé confirme *Natrum muriaticum* comme remède principal.
Nous décidons d'élever les dilutions en rapprochant les prises.

Ordonnance pour 2 mois
Natrum muriaticum 30 CH, une dose le dimanche au lever
Les autres jours :
Natrum muriaticum 15 CH, au lever
Cuprum arsenicosum 15 CH, au dîner (horaire des crises et notion de spasme)
Poumon histamine 15 CH et *Dermatophagoïdes pteronyssimus* au coucher en alternance.

Le traitement allopathique est poursuivi.

Janvier 1984

Le résultat dépasse nos espérances, les crises quotidiennes persistent en commençant aux même horaires mais elles s'atténuent seules.

Les bouffées de **Salbutamol** n'ont pas été nécessaires.

Ordonnance
Identique pour deux mois, sauf réduction à 200mg de **Théophylline** le soir, et à 50mg d'**Hydroxysine**, soit un demi comprimé, par jour.

Mars 1984

L'amélioration est maintenue. Toujours une oppression au coucher nécessitant une bouffée de **chromoglycate de sodium**.

Ordonnance
Identique pour deux mois sauf **Théophylline 100mg/jour.**

Mai 1984

Aucune crise d'asthme, d'herpès ou de tachycardie.

La dépendance tabagique est toujours de 10 cigarettes/jour.
L'éosinophilie est à 4%.
Le taux d'IgE est à 1070.

Ordonnance pour 4 mois, identique.
Toujours **Théophylline 100mg le soir** mais **Hydroxysine** 25mg par jour soit un quart de comprimé.
Prise de contraception orale.

Septembre 1984

Aucune crise d'asthme.
La stabilisation ventilatoire est remarquable quelles que soient les conditions.

Ordonnance pour 5 mois
Natrum muriaticum 30 CH, 1 dose un dimanche sur deux
Les autres jours, 3 granules de
Natrum muriaticum 15 CH, au lever
Cuprum arsenicosum 15 CH, au dîner
Poumon histamine 15 CH, *Poussière, Dermatophagoïdes pteronyssimus* 15 CH, au coucher en alternance.

La **Théophylline est arrêtée.**
L'**Hydroxysine est maintenue** à 25mg par jour.

Février 1985

Melle T. est libérée de son asthme et de ses médicaments classiques. Elle reprend par épisodes un quart de comprimé d'**Hydroxysine** pour calmer son prurit du soir (20 heures). Elle se sent moins angoissée.
Son taux d'IgE est tombé à 386. L'éosinophillie est à 2%.

Ordonnance pour 5 mois
Natrum muriaticum 30 CH, une dose toutes les 3 semaines
Les autres jours, 3 granules de :
Natrum muriaticum 15 CH, un jour sur deux au lever
Poumon histamine 15 CH, *Poussière, Dermatophagoïdes pteronyssimus* 15 CH, 3 granules en alternance au coucher
Apis mellifica 15 CH, à la demande pour le prurit.

Décembre 1985

Melle T. ne prend plus rien. Depuis quatre mois tout va bien. Elle part travailler à Paris.

Janvier 1989

Melle T. est de retour dans la région et travaille près de la Rochelle. Elle fume 3 à 5 cigarettes/jour et a «oublié» qu'elle avait de l'asthme.

Elle consulte pour une capsulite rétractile de l'épaule droite qui va céder à l'association :
Solanum malacoxylon 7 CH
Ledum palustre 7 CH
Kalium carbonicum 7 CH

Juin 1989

Rechute d'oppression respiratoire au coucher.

Ordonnance pour 4 mois
Natrum muriaticum 30 CH, une dose un dimanche sur deux
Les autres jours 3 granules de *Cuprum arsenicosum* 9 CH, 2 fois par jour.

Tout va bien depuis.

Conclusion

Cette observation nous éclaire sur différents points :
- Efficacité d'un traitement homéopathique dans une pathologie ancienne, dépendante d'un traitement allopathique
- Efficacité de l'homéopathie malgré :
  - prescription conjointe de médicament classique
  - tabagisme
- L'effet placebo attribué à l'homéopathie n'est pas vérifié ici puisque la guérison ne débutera qu'au bout de deux années après que la bonne stratégie thérapeutique ait été appliquée.

Dr Michel Durand

Observation n° 2

Dermite ulcero-nécrotique évolutive

Mr D. Jacques, né en décembre 1925, directeur de société en retraite, marié, une fille.
Consulte le 9 juin 1986 pour une dermite ulcéro-nécrotique évolutive à début pustuleux.

L'aspect de la lésion de base est caractéristique. Il s'agit d'une ulcéro-nécrose circinée de la couche épidermique d'évolution hémi-concentrique en demi-cercles de diamètres croissants ouverts vers le côté gauche guérissant par le centre, la périphérie étant le siège de la nécrose avec en-deçà les croûtes violacées.

Le tronc et les quatres membres en sont recouverts ainsi que la partie inférieure du visage rendant le rasage impossible, le nez et le front.

Le traitement institué :

- **Dapsone au Protoxalate de fer** (100mg) - 3/jours **(Disulone)**
- **Prednisolone Metasulfobenzoate sodique** - 35mg/jour **(Solupred)**
- **Acide fusidique** (250mg) - 6 cp./jour **(Fucidine)**.

Histoire de la maladie :

Débute le 5 mai 1986 par l'apparition d'une pustule initiale au coin de la lèvre inférieure qui fut le point de départ de l'extension de cette dermite au visage puis à tous le corps en moins d'une semaine.

Le 4 mai, Mr D. au cours d'un repas s'est blessé au même endroit de la lèvre en décortiquant la carapace d'un crabe.

Devant l'extension très rapide à tout le corps, le confrère dermatologue consulté à deux reprises, préfère hospitaliser Mr D. au CHU du 14 au 24 mai où de nombreux bilans ont été effectués :
- bilan sérique normal,
  VS : 3/10
- hémocultures négatives
- recherches d'intoxications par iode, brome négatives

- bilan selles et urines, normaux
- cinq biopsies cutanées négatives
- cultures négatives.

Un dossier photographique a été constitué au service de dermatologie du CHU.

Du 14 mai au 6 juin, malgré le traitement classique institué, l'évolution lésionnelle s'est poursuivie.

Mr D. se plaint également de conjonctivite chronique avec sensation de sécheresse et sable oculaire majorée par la lumière artificielle avec exsudat muqueux blanc. Depuis les traitements antituberculeux, son estomac est devenu sensible dit-il. L'hyperuricémie chronique se manifeste par des accès de rhumatisme musculo-ligamentaire.

La TA est de 150/90.

Antécédents personnels

- 2 ans	chute dans un récipient de chlorure de baryum, sans conséquence
- 5 ans	laryngite
- 10 ans	polypose nasale
- 25 ans	insuffisance hépatobiliaire avec vomissements de bile
- 38 ans	primo-infection traitée à la **Streptomycine** pendant 9 mois. Rechute de troubles biliaires, migraines, nausées, intolérance aux odeurs.
- 45 ans	accès goutteux interactifs
- 64 ans	cure chirurgicale de polype rectal Apparition de réaction anaphylactique aux piqûres de guêpes

Antécédents familiaux

- Père	asthme
- Mère	infarctus du myocarde répétés

Type sensible

Fine moustache, le regard vif et décidé, Mr D. est un sujet fort sympathique, normoligne, moyennement musclé (71 kg, 1,71 m) qui pratique le tennis et la bicyclette, ancien fumeur de 18 à 38 ans (30 cigarettes quotidiennes), ce patient habillé décontracté raconte le déroulement de sa maladie sans angoisse apparente, désirant arrêter promptement le traitement classique institué, le jugeant inefficace.

Au cours de cet épisode pathologique, Mr D. a ressentit de vives brûlures des zones lésionnelles cutanées surtout aux membres inférieurs, debout, sans autres modalités. L'appétit et le sommeil demeurent conservés. Il dort à plat ventre et est réveillé à 1 h du matin. Les sueurs apparaissent surtout à l'effort, majorées aux pieds.

Grand désir de pommes qui lui provoquent de l'aérogastrie.

Mr D. est un homme entier dans ses décisions. Il ne revient jamais sur ce qu'il a décidé, car dit-il *«je ne peux jamais vivre avec des remords»*.

Pas peureux, Mr D. n'aime pas être perdant, se dit volontiers perfectionniste, déteste que l'on touche à ses objets personnels même s'ils sont anciens ou usagés.

Pourtant le fait d'avoir gagné ne le contente pas car il pense à la peine qu'il vient de faire à celui qui a perdu. Il se sent équilibré, travaille beaucoup, aime se dépenser, est heureux après l'effort physique prolongé.

Examens cliniques et paracliniques

Les données des examens cliniques et paracliniques nous sont fournis par l'observation du malade et par l'enquête hospitalière.

Le diagnostic histologique est résumé en : vascularité nécrotique évolutive à nombreux polynucléaires.

Trois hypothèses diagnostiques différentes furent évoquées :
- érythème polymorphe
- toxidermie aux halogènes (brome, iode)
- pyoderma gangrenosum, (expression de maladie de Crohn, gammapathie ou leucémie).

Synthèse et commentaires

La prescription doit s'appuyer sur les :

Signes locaux :
Lésions multiples, ulcéro nécrotique en périphérie, brûlantes, avec croûtes indurées violacées, recouvrant les zones de nécrose, en écailles à développement hémiconcentrique.

Signes caractéristiques :
Sensations de brûlures, névralgies aggravées en position debout

Signes concomitants :
Sueurs fétides des pieds constantes.

Comportement :
- perfectionniste, actif
- scrupuleux
- homme de décision

Ordonnance du 9 juin 1986

Trois constatations président à sa rédaction :
- état sub-aigu sans fièvre dont le diagnostic est incertain, évoluant rapidement malgré le traitement que le malade vient de réduire, contre avis médical, depuis trois jours

- notion de type sensible
- aspect des lésions de type pemphigoïde.

Thuya 15 CH, une dose le dimanche au lever
Lycopodium 15 CH, une dose le jeudi au lever

Les autres jours, 3 granules de :
Nux vomica 5 CH
Arsenicum album 5 CH
Vipera 5 CH
en alternance toutes les 3 heures.

Résultats - Evolution dans le temps

30 juin 1986

Mr D. a régulièrement téléphoné pour nous tenir au courant de l'évolution. Régression en trois jours des lésions qui ont séché devenant brun clair. Les croûtes sont tombées faisant place à un tissu cicatriciel fragile violacé. Les zones nécrotiques périphériques se sont rapidement recouvertes de croûtes qui à leur tour tomberont.

Seules persisteront des lésions encore évolutives aux chevilles et à la partie supérieure du membre inférieur droit.

Disparition des névralgies cutanées. Mr D. fait remarquer l'action déterminante de *Thuya* qui selon lui a vraiment fait basculer l'évolution et changé la morphologie des lésions.

Nous procédons à un nouvel interrogatoire à visée étiologique.

Mr D. se souvient d'une sérothérapie antitétanique qu'il a reçu le 17 mars dernier pour une blessure en jardinant.

Ordonnance pour un mois

Identique mais espacement des prises horaires.
Réduction des corticoïdes par paliers de 5mg par semaine à poursuivre.

25 juillet 1986

Toutes les lésions sont cicatrisées. La corticothérapie est arrêtée depuis dix jours. Mr D. est littéralement tatoué.

Son tissu cutané débarrassé des croûtes garde l'empreinte des lésions hémiconcentriques, avec une couleur violacée. Les séquelles pigmentaires resteront visibles pendant les 6 mois suivants.

Nous compterons huit à dix lésions cicatricielles par membre inférieur virant progressivement au brun foncé puis brun clair au fil des mois.

Une évolution similaire se fera sur les autres parties affectées.
Tension artérielle 140/80. Examen clinique normal.

Ordonnance

Lycopodium 15 CH
Thuya 15 Ch
Une dose le dimanche au lever en alternance.

Les autres jours, 3 granules de :
Lachesis 5 CH, au lever
Nux vomica 5 CH, à midi
Arsenicum album 5 CH, au dîner.

22 septembre 1986

Aucune récidive lésionnelle. Régénérescence cutanée normale. Mr D. s'est de nouveau blessé en travaillant, sans conséquences. Pas de récidive des névralgies cutanées.

Lors d'un nouvel interrogatoire, Mr D. s'est souvenu d'une petite lésion nécrotique similaire au point d'impact du vaccin anti-variolique quand il avait dix ans.

Septembre 1990

Mr D. a été revu régulièrement pour stabiliser sa tension artérielle et son hyperuricémie.

Il a toujours une activité physique (bicyclette, tennis) et ses centres d'intérêt sont divers.

Aucune récidive cutanée.

Les traitements institués successivement ont eu pour base *Lycopodium*, parfois *Argentum nitricum*, *Nux vomica* et *Benzoicum acidum*.

Conclusion

Bien que l'étiologie supposée ait été précisée à postériori, la prescription d'un médicament (*Thuya* en l'occurrence) qui renferme dans ses caractéristiques cette étiologie (suite de sérothérapie), a eu immédiatement un impact sur le déroulement pathologique.

Dr Michel Durand

Observation n° 3

Infections urinaires itératives

Mme C. Catherine, née en mai 1960, épouse de viticulteur, deux filles nées en 1980 et 1983, consulte en avril 1989, pour des infections urinaires itératives, débutant régulièrement à la fin des périodes menstruelles nécessitant à chaque épisode un traitement antibiotique adapté.

- Sulfaméthoxazole - Triméthoprime (Bactrim)
- Nitroxoline (Nibiol)
- Acide pipemidique (Pipram)
- etc...

Ces infections sont apparues en 1979 après son mariage, avec une fréquence de trois crises annuelles pendant 6 années.

Après une cure chirurgicale de rétroversion utérine en 1985, ces accès se sont rapprochés à une crise mensuelle et depuis quatre années cette fréquence n'a pas varié.

Les antécédents personnels

16 ans sinusite, 17 ans épisodes de vaginite à candida, 18 ans salpingite aiguë, 20 ans cure chirurgicale de polykystose ovarienne bilatérale, 22 ans syndrome méningé suite d'exposition à la chaleur, 25 ans cure chirurgicale de rétroversion utérine.

Allergie connue aux salycilés, angine annuelle à l'automne : **Pénicilline**.

Les antécédents familiaux

Sont essentiellement urinaires : mère, grand-mère maternelle : infections urinaires itératives.

Madame C. est une personne élancée, (53kg pour 1,64m), châtain, au teint clair, qui semble timide au premier abord. Son visage ne reflète pas l'inquiétude et une douceur se dégage de ses traits et de sa voix.

Les épisodes aigus se déroulent de la façon suivante :
- accès fébriles qui débutent à la fin de la période menstruelle à 39°5

- spasmes douloureux avec dysurie, pollakiurie, hématurie
- ténesme vésical
- douleurs brûlantes irradiant à tout le corps.

Ces brûlures se manifestent également en dehors des épisodes infectieux, avec une intensité moindre, pendant les rapports sexuels, en relation avec une sécheresse vaginale chronique, majorée en phase folliculaire.

L'aspect des urines est soit rosé avec impression de gouttelettes lipidiques en suspension, soit trouble.

La thérapeutique a toujours été composée d'antibiotiques sur une période de 10 à 15 jours.

Madame C. n'a jamais soif et s'impose une discipline : boire 2 litres d'eau pendant les épisodes aigus.

L'état général est atteint pendant cette période avec asthénie et une anorexie passagère.

Les désirs alimentaires sont : sucrés, acides et les aversions sont franches vis à vis des aliments gras et de la mayonnaise.

Il existe une intolérance, avec tendance lipothymique à la chaleur et Madame C. est très calmée et détendue en altitude.
Par contre l'air marin lui est contraire. Elle ne peut dormir à plat ventre. En phase progestative, se manifeste de façon régulière un syndrome prémenstruel avec : asthénie, nausées, oppression respiratoire neurodystonique, tension mammaire tiraillante, tendance aux larmes.

Manifestation douloureuse à type d'élancements en «coup de couteau» de la région pelvienne droite en période ovulatoire.
La période menstruelle est longue de dix jours avec écoulement faible les deux premiers jours, abondant le troisième jour, puis des gouttes jusqu'à la fin.

Des céphalées à type d'hémicranie gauche irradiant à droite en «coup de canif» se manifestent en phase progestative avec photophobie. Elles surviennent six jours avant l'arrivée des règles et sont majorées par le mouvement.

Pas de troubles digestifs, ni cutanés. La défécation est douloureuse depuis la cure de rétroversion utérine.

L'examen clinique

Ne ramène pas de données plus précises. Aucun symptôme cardio-vasculaire. Tension artériellle : 12/7. Le bilan biologique sérique est normal. L'urographie intra-veineuse et la cystographie rétrograde ne comportent aucun élément suspect.

Les bilans cytobactériologiques urinaires n'ont pas été pratiqués systématiquement. Par contre, l'examen cystoscopique révèle un méat urinaire étroit et une muqueuse vésicale inflammmatoire. L'étude des pressions intra-vésicales est normale.

Symptômes du comportement

Mme C. s'estime être une pessimiste qui a la hantise du cancer de l'utérus. Elle manifeste des colères quand elle est contrariée suivies d'effondrement en larmes. Hypersensible, elle pleure facilement pour peu de choses, même quand elle est contente.
Elle ne supporte pas que l'on s'apitoye sur elle, ni qu'on la console. Elle n'aime pas se plaindre ni qu'on s'intéresse à elle. Discrète elle l'est jusque dans son habillement, classique. Elle a très peur de l'eau. Elle rêve parfois de serpents et aux défunts.

Synthèse et commentaires

Les symptômes locaux

En période aiguë :
Dysurie, pollakiurie, hématurie, ténesme vésical, état fébrile aux caractéristiques mal définies.

En dehors des épisodes aigus, présence d'un syndrome pré-menstruel, intense et régulier, accompagné de céphalées; sécheresse vaginale post-menstruelle, brûlures vésicales post-menstruelles, douleurs pelviennes ovulatoires.

Ces symptômes développés en phase folliculaire nous font suspecter un syndrome d'insuffisance oestrogénique.
Un déséquilibre progestatif apparaît également en phase lutéale.

Les symptômes généraux

Asthénie et anorexie accompagnant les épisodes aigus, absence de soif.

Caractéristiques

- Désirs alimentaires : sucré, acide
- Aversion : gras
- Intolérance à la chaleur et à l'air océanique ; mieux en altitude.

Comportement

Angoisse, discrétion, hypersensibilité.

L'histoire de la maladie nous révèle un passé infectieux et chirurgical gynécologique.

Le choix des médicaments d'action générale repose sur l'étude des symptômes du présent mais aussi des antécédents.

Nous retenons : *Sepia, Staphysagria.*

Ordonnance pour deux mois

Sepia 15 CH, une dose le dimanche au lever
Staphysagria 15 CH, une dose le jeudi au lever

Les autres jours, 3 granules de :
Arsenicum album 5 CH, au lever
Mercurius corrosivus 5 CH, à midi
Thuya 5 CH, au dîner.

Résultats - Evolution dans le temps

Juin 1989 - Deuxième consultation

Aucun résultat.
Rechute fébrile à la fin des règles avec urines brûlantes hématuriques. Avant la période menstruelle, persistance d'asthénie, nausées, oppression respiratoire avec pleurs, et syndrome pré-menstruel habituel. Les céphalées unilatérales, aggravées par le mouvement, se manifestent pendant une semaine avant la période menstruelle. Impossibilité de dormir à plat ventre.

Ordonnance pour deux mois

Staphysagria 30 CH et
Sepia 15 CH,
une dose de chaque le dimanche au lever en alternance

Les autres jours, 3 granules de :
Capsicum 7 CH, au lever
Mercurius corrosivus 5 CH, au coucher
Cantharis 15 CH, 3 granules toutes les 2 heures en crise.

Aout 1989 - Troisième consultation

Les rechutes menstruelles se sont arrêtées. De rares brûlures urinaires sans spasme ni hématurie, persistent après la période menstruelle. Les céphalées sont moins intenses.

Ordonnance
pour deux mois : identique

Octobre 1989

N'a pas pris d'**Acide pipémidique** depuis quatre mois.
La symptomatologie urinaire ne s'est pas renouvelée. Pas d'infection, ni brûlures, ni hématurie, pas de spasmes.
Les hémicranies battantes avec photophobie persistent avant les périodes menstruelles. Elles changent de côté à chaque épisode.

Ordonnance

Staphysagria 30 CH
Sepia 15 CH
Une dose le dimanche au lever en alternance.
Lac caninum 15 CH, une dose le jeudi au lever

les autres jours, 3 granules de :
Capsicum 5 CH, au lever
Mercurius corrosivus 5 CH, au dîner
Folliculinum 4 CH, au coucher.

Juillet 1990

Mme C. a consulté en décembre 1989 et mars 1990. L'ensemble de la symptomatologie urinaire et les céphalées ont disparu.

«*Je me sens libérée*» dit-elle. Le moral est meilleur. Pas de retour des douleurs pelviennes et du syndrome pré-menstruel. Reprise de 4kg.

Conclusion

Ici, le déséquilibre hormonal persistant dominait l'ensemble de la pathologie, tant urinaire que gynécologique. Le traitement homéopathique a été efficace à partir du moment où le choix du médicament *Folliculinum* en basse dilution a tenu compte de ce déséquilibre.

Le choix de la cible thérapeutique est primordial en homéopathie.

L'action thérapeutique est encore ici en dehors de l'effet placebo qui doit se produire dès la première consultation.

Dr Michel Durand

Observation n° 4

Allergie respiratoire et cutanée

Stéphane M. né en décembre 1975, est conduit par sa mère à la consultation en avril 1988, pour :

Eczéma erythémato-squameux, sec et pruriant, parfois suintant poisseux, intéressant le tiers supérieur de la face postérieure des cuisses, les plis des coudes, les pommettes et la région sous-mentonnière.

Toux sèche dyspnéisante avec asthme à crises nocturnes par accès espacées de plusieurs semaines ou mois.
Verrues des mains.

La thérapeutique classique contrôle les poussées tant cutanées que respiratoires :
- **Théophyllin**e 100mg, 3 comprimés/jour **(Théophylline)**
- **Terfenadine**, 1 comprimé/jour **(Teldane)**
- **Salbutamol**, en bouffées **(Ventoline)**
- **Hydrocortisone** 17, localement en pommade **(Locoïd)**

L'histoire de la maladie de cet enfant débute quand il avait neuf mois par des accès de trachéïte et une poussée d'eczéma du visage ; la grossesse et les premiers mois furent sans problèmes.

A 4 ans, un accident d'automobile, au cours duquel Stéphane est éjecté du véhicule transforme l'évolution. En quatre mois apparaissent des extensions de la dermatose aux plis des quatres membres et à la face postérieure des cuisses.
A 6 ans, des tests cutanés révèlent une allergie aux acariens et à la poussière de maison. De 11 à 13 ans, une désensibilisation est effectuée.

Antécédents personnels :

Trachéites, eczéma, verrues.

Antécédents familiaux connus :
- Mère : eczéma, migraines
- Arrière grand-père maternel : asthme
- Grand-mère maternelle : psoriasis.

Quand je vois Stéphane pour la première fois, c'est un solide gaillard de 48kg pour 1,52m qui se présente à la consultation. Enfant nonchalant, effacé devant sa soeur plus jeune de 4 ans, il ne parle pas spontanément. Une expression de calme et de tranquillité se dégage de son attitude. Il est souriant et son expression est sympathique, malgré une touche d'anxiété à peine dissimulée dans son regard.

Son front est parsemé de quelques papulo-pustules d'acné sur fond de séborrhée s'étendant au nez. Près des narines les plis naso-géniens sont le siège de lésions érythémato-squameuses.

Les lésions d'eczéma reviennent régulièrement à l'arrêt des traitements locaux. Elles ont été aggravées pendant la cure de désensibilisation, par les surcharges alimentaires (en particulier les excès de sucreries) et au printemps.

Le prurit est majoré à la chaleur. Stéphane a la peau moite et chaude. Il recherche le frais et la chaleur lui est intolérable.
Il transpire de la tête et du buste surtout la nuit, tachant les draps en jaune, ainsi que ses pieds. Sueurs au moindre effort. Il tousse de manière épisodique, d'une toux rauque, sèche, tenace sans modalités bien définies. Cette toux s'accompagne de dyspnée à la saison pollinique.

Les crises d'asthme surviennent brutalement, la nuit vers 1h00 du matin, épisodiques, disparaissent en montagne, les plus fortes survenant au retour d'un séjour d'hiver en altitude, par temps humide. Leur fréquence est variable et elles sont calmées par la **Théophylline** et le **Salbutamol**.

Stéphane boit peu, aime la viande et les sucreries, ne présente aucun signe digestif et se présente régulièrement à selle. Son sommeil est régulier. Les verrues des mains sont molles.

Les données des examens para-cliniques confirment l'état d'allergie de cet enfant aux acariens, poussières, pollens.

Ce visage impassible dissimule une anxiété traduite par une appréhension du lendemain. Il est peu patient et enclin à l'énervement, nous signale sa mère, à la fois agressif mais effacé. Pourtant, il se laisse dominer par sa petite soeur. Il a cependant peu de soucis pour sa réussite scolaire et a déjà redoublé deux années.

Synthèse et commentaires

La prescription repose sur la synthèse de :

Symptômes locaux

Lésions :
- Erythémato-squameuses, sèches ou suintantes avec exsudat gluant, collant et croûtes épaisses, siègeant surtout aux plis, brûlantes et pruriantes
- Toux dyspnéisante sèche de timbre rauque, dyspnée franche épisodique

- Lésions acnéïques
- Verrues multiples des mains.

Symptômes généraux

- Sueurs tachant les vêtements de corps en jaune surtout aux aisselles, et au cuir chevelu, peau moite en général
- Soif très modérée.

Caractéristiques

Etiologie

«Suite de peur» (accident), pourrait être retenue mais elle ne représente qu'un facteur aggravant et est trop ancienne.

Modalités

Aggravation : à la chaleur en général, à la chaleur locale (prurit), au retour en plaine.

Amélioration : en altitude, au frais.

Désir : viande, sucré.

Signes du comportement

Insouciant pour sa réussite scolaire mais paradoxalement anxieux et effacé.

Agressivité dissimulée.

Facilement dominé.

Lenteur.

Le choix des médicaments doit tenir compte :

- Du mode réactionnel, modalités d'aggravation, antécédents familiaux et personnels, alternance de polarités, récidive,
- Dermatose sèche ou suintante, végétations cutanées,
- L'ensemble des symptômes.

Nous retenons :

Graphites sur les symptômes locaux,

Calcarea carbonica sur le type sensible,

Sulfur, sur le mode réactionnel qui paraît être psorique.

Ordonnance pour quatre mois :

Sulfur 30 CH, 1 dose à diluer dans un verre d'eau. Une prise un mercredi par mois dans la journée

Calcarea carbonica 15 CH, une dose le dimanche au lever

Les autres jours, 3 granules de :

Graphites 15 CH, au lever

Histaminum 15 CH, au dîner

Gelsemium 9 CH, au coucher

Blatta orientalis 9 CH, si dyspnée.

Résultats - Evolution dans le temps

Juin 1988

Les lésions cutanées ont régressé. Le prurit a disparu. Pas de gêne respiratoire durant la saison des pollens.

On espace les prises de *Graphites*. Le traitement est reconduit pour quatre mois.

Décembre 1988

Rechute d'eczéma, de toux rauque et sèche par temps humide, pas de nouvelle crise d'asthme.
Les verrues persistent.

Ordonnance pour quatre mois

Thuya 9 CH, une dose le jeudi au lever
Calcarea carbonica 15 CH, une dose le dimanche au lever en alternance
Natrum sulfuricum 15 CH, une dose le dimanche au lever en alternance
Les autres jours, 3 granules de :
Dulcamara 9 CH, au lever
Histaminum 15 CH, au dîner
Gelsemium 9 CH, au coucher
Graphites 15 CH, 3 granules tous les trois jours si rechute d'eczéma suintant.

Thuya et *Natrum sulfuricum* sont prescrits sur la notion de terrain psoro-sycotique.

Avril 1989

Les verrues ont progressivement disparu. Aucune poussée d'eczéma. Pas de rechute d'asthme au retour d'un séjour de vacances d'hiver en altitude. L'acné du visage ne s'est plus manifesté.

Ordonnance identique pour quatre mois.

Septembre 1989

Stéphane a passé la saison des pollens sans être gêné.
Une poussée isolée d'eczéma d'emblée suintant s'est manifesté à la face postérieure des cuisses après un abus de desserts sucrés.

Deux semaines de traitements avec *Graphites* ont suffi pour l'enrayer.

Ordonnance identique pour quatre mois.

Avril 1990

Stéphane va bien.

Ordonnance identique pour quatre mois.

Septembre 1990

Aucun problème cutané malgré les vacances chez sa grand-mère qui le «gave» de sucreries.

A noter fin juillet, une seule crise dyspnéïque, entre 4 h et 6 h du matin après avoir dormi dans une chambre ancienne jamais aérée (moisissures, acariens).
Elle s'est estompée toute seule. Cette crise n'a nécessité aucun traitement.

Ordonnance identique pour quatre mois.

Conclusion

Le terrain psoro-sycotique est source de poly-pathologie. Le traitement homéopathique adapté, a permis à ce garçon qui a maintenant quinze ans d'être libéré d'une maladie chronique qu'il supportait depuis l'âge de neuf mois malgré les diverses actions thérapeutiques précédentes.

Dr A. Holtzscherer

Observation n° 1

En septembre 1987, une enfant m'est adressée par un confrère avec la lettre suivante :

«Mon Cher Ami,

Je t'adresse Christine B., 6 ans et demi :

- eczéma de l'enfance

- asthme depuis 1985

- janvier 1986 : macro poly adénopathie due à un bacille aviaire, elle a été contaminée à partir des pigeons

- la cuti réaction à la tuberculine a viré pendant l'hiver 86/87

- le poids est stable depuis deux ans, bien qu'elle ait augmenté de taille

Bien amicalement»

L'interrogatoire nous apprend que la grossesse et l'accouchement se sont bien passés ; elle a subi le DTCP en avril, mai et juin 1981, avec un rappel en septembre 1982, à chaque fois avec poussée fébrile.

Son eczéma a débuté à l'âge de 2 mois jusqu'à l'âge de 5 ans, immédiatement suivi par l'apparition de l'asthme.

Dans la petite enfance, elle a fait de nombreuses rhinopharyngites et otites.

Elle est particulièrement sujette aux crises de verminose.

Le père et le grand-père paternels ont de l'eczéma. La mère R.A.S. Une soeur de 3 ans R.A.S.

Son asthme existe en toutes saisons mais est nettement aggravé l'hiver, au printemps et par temps humide. Elle est améliorée à la montagne. C'est une enfant plutôt frileuse.

Elle a reçu de nombreux antibiotiques ; pendant les crises **Théophylline, Ventoline, Cortisone**. Des tests allergologiques ont été pratiqués qui montrent une positivité aux pollens et aux acariens pour laquelle une désensibilisation a été conseillée (celle-ci est commencée depuis un an et entraîne à chaque fois une très nette aggravation des symptômes).

Depuis janvier 1986, l'appétit est nettement diminué (comme il est dit plus haut, pas de prise de poids depuis deux ans).

Indépendamment des crises d'asthme, le sommeil est médiocre. L'enfant se réveille souvent. Elle s'endort sur le dos ou sur le côté, et toujours découverte (volontairement car elle n'est pas frileuse au lit). Elle transpire particulièrement de la tête en s'endormant.

Sur le plan psychique, on retient que c'est une enfant qui était gaie et qui est devenue excessivement triste depuis l'apparition de son asthme. C'est une enfant douce et caline.

Physiquement, elle pèse 24,5kg pour une taille de 125cm ; elle est blonde.

Elle présente à ce jour une adénopathie très volumineuse cervicale droite (8cm sur 6cm) qui suppure depuis 6 mois (écrouelle), le pus est jaune - grisâtre, sans odeur, non irritant.

Le jour de l'examen, l'enfant n'est pas en crise, mais à l'auscultation, il existe cependant des râles sibilants.

Les crises sont faites de dyspnée expiratoire avec toux grasse productive, de crachats épais blancs ou le plus souvent jaunes. Elles n'ont pas d'horaire particulier ni de rythme bien défini, globalement deux à trois crises par semaine.

Etude du cas

1) Mode réactionnel

Le mode réactionnel de base est d'évidence psorique. En effet l'asthme a succédé à l'eczéma. Il existe de l'eczéma dans la famille ; nette tendance à la parasitose intestinale. Devant ce mode réactionnel psorique, on pense plutôt à *Sulfur*, chez cette enfant qui a chaud la nuit et dont le rythme des crises est court et anarchique.

Le mode réactionnel tuberculinique est lui aussi très net chez cette enfant qui a fait de très nombreuses rhinopharyngites et otites, et infestée par le bacille aviaire. C'est bien sûr à *Silicea* que l'on pense ici en raison de cette écrouelle qui persiste depuis plusieurs mois.

Le mode réactionnel sycotique a été surajouté par : les vaccinations, les antibiotiques, les nombreuses prises de cortisone, ce qui est confirmé par la nette aggravation à l'humidité.

2) Type sensible

Chez cette enfant, la morpho-psychologie fait penser essentiellement à *Pulsatilla* (qui devait être sont type sensible d'origine), *Silicea* (qui paraît mieux correspondre à l'actualité), éventuellement *Natrum muriaticum* (maigreur).

3) Type d'allergie

Il s'agit, comme cela a été prouvé par les IgE et les tests cutanés, d'une allergie de type 1. Intérêt éventuel de *Poumon histamine* ou *Histaminum*.

4) Détermination des allergènes

Les tests cutanés montrent une sensibilité aux pollens et aux acariens.
Intérêt éventuel d'une isothérapie de ces allergènes.

5) Détermination des médicaments de crise

Ces crises faites de toux grasses productives ; pas très obstructives, font penser essentiellement à des remèdes comme *Ipeca, Antimonium tartaricum, Blatta orientalis, Kalium carbonicum.*

Premier traitement

Aviaire	9 - 12 - 15 - 30 CH 1 dose 4 jours de suite
Sulfur	30 CH 1 dose chaque dimanche
Thuya	15 CH 3 granules le matin
Silicea	15 CH 3 granules le soir

Traitement pour deux mois. Arrêt de la désensibilisation.

Je n'ai pas donné de traitement de crise, laissant ce soin au médecin traitant.

Ici nous avons préféré *Aviaire* à *Tuberculinum* d'une part pour éviter les aggravations possibles dues à ce remède chez cette enfant fatiguée, d'autre part en espérant pouvoir agir sur cette adénopathie. C'est volontairement pour ne pas surcharger l'ordonnance que nous n'avons donné ni *Poumon histamine*, ni des dilutions d'allergènes, nous réservant ces possibilités pour la suite en cas d'insuffisance du traitement.

Deux mois après, la mère la dit très bien. Elle n'a pas eu de véritable crise, au maximum dyspnée après effort physique. Elle a meilleur appétit, elle dort mieux et ne transpire plus. L'adénopathie qui avait nettement régressé de volume s'est aggravée depuis une semaine avec arrêt de l'écoulement.

Deuxième traitement

Sulfur	30 CH 1 dose le dimanche
Silicea	9 Ch 3 granules matin et soir

Traitement pour deux mois.
(Nous espérions avec *Silicea* 9 CH plutôt que 15 CH faire réapparaitre l'écoulement de l'écrouelle).

Deux mois après, l'asthme a disparu, la taille de 126cm et le poids de 26,5kg.
Rien de changé pour l'adénopathie (pas d'écoulement, volume important) : déception...

Troisième traitement

Aviaire 30 CH
1 dose par mois
Sulfur 30 CH
Silicea 30 CH
en alternance chaque dimanche
Silicea 5 CH
3 granules le matin
Siegesbeckia 5 CH
3 granules le soir

Nous redonnons *Aviaire* pour des raisons évidentes d'étiologie de l'adénopathie. *Silicea* 5 CH et *Siegesbeckia* 5 CH, remèdes de suppuration bien connus, cette suppuration étant favorisée par les basses dilutions.

Traitement pour deux mois.

L'asthme est bien contrôlé. L'adénite s'est mise à couler 15 jours après le début du traitement. Actuellement il persiste toujours une suppuration et l'adénite a très nettement régressé de volume (2 à 3cm). Le poids est de 28kg et la taille de 128cm.

Quatrième traitement

Aviaire 30 CH
1 dose par mois
Sulfur 30 CH
Silicea 30 CH
1 dose chaque dimanche en alternance
Isothérapique de pus en 15 CH dilution
20 gouttes chaque matin.

Traitement pour deux mois.

Deux mois après, l'asthme est toujours bien contrôlé. Le ganglion n'est presque plus perceptible et il persiste une toute petite fistule à la peau avec très peu d'écoulement.

Cinquième traitement

Tuberculinum 30 CH
1 dose une fois
Sulfur 30 CH
Silicea 30 CH
en alternance le dimanche
Isothérapique à continuer jusqu'à guérison de la suppuration (cette guérison fut obtenue trois semaines après).

Traitement pour deux mois.

La mère devait arrêter tout traitement et je ne devais revoir cette enfant qu'un an et demi après la dernière visite, pour réapparition de l'asthme depuis 15 jours après un séjour à la mer.

Celui-ci devait très peu résister à *Tuberculinum* 15 CH 1 dose une fois et *Natrum muriaticum* 15 CH deux doses à 15 jours d'intervalle.

N.B. : *«Le bacille Aviaire ou Mycobacterium avium est une mycobactérie, qui est devenue, avec le bacille de Koch la mycobactérie la plus fréquemment isolée. Le tableau clinique est soit celui d'une infection pulmonaire qui ressemble tout à fait à la tuberculose, soit celui d'une infection disséminée. Les symptômes cliniques les plus fréquemment observés au cours de l'infection disséminée sont la fièvre, l'amaigrissement, des douleurs osseuses ou des troubles intestinaux. L'examen retrouve une hépatosplénomégalie, une polyadénopathie et diverses lésions osseuses. Mycobacterium avium intracellulare peut être isolée au niveau de divers sites infectieux et dans le sang par hémoculture. La gravité de l'infection a Mycobacterium avium intracellulare, outre le pronostic lié au terrain sur lequel elle se développe, tient aux difficultés thérapeutiques. En effet Mycobacterium avium intracellulare est résistant in vitro à la plupart des médicaments anti-tuberculeux et, bien que des médicaments à l'étude laissent quelques espoirs, il est très difficile de venir à bout de cette infection.»*

(Réponse du Comité Scientifique du Club Hi-Contact 15 rue Saint-Denis 92100 Boulogne)

Dr A. Holtzscherer

Observation n° 2

Madame Marie-Héléne A., 27 ans, enceinte de 3 mois (primigeste) me consulte pour infections urinaires récidivantes à colibacilles à chaque analyse.

Ces infections urinaires ont commencé à l'âge de 19 ans et sont nettement aggravées depuis le début de la grossesse ; en fait, à chaque analyse, même après chaque traitement antibiotique correctement suivi, on retrouve des colibacilles (bactériurie supérieure à 10 puissance 5 et leucocyturie supérieure à 10 puissance -5).

Par ailleurs, cette malade est atteinte d'une candidose génitale chronique depuis l'âge de 19 ans aussi.

Dans ses antécédents, on note des angines et des otites enfant, qui ont amené à pratiquer une amygdalectomie.

Il n'y a pas d'antécédents familiaux particuliers.

L'interrogatoire nous apprend que s'est aussi une constipée chronique depuis l'âge de 18 ans.

Elle a un net désir d'épices, de vinaigre,de cornichons, et de citrons. Elle se sent très énervée avant l'orage, ce qui entraîne une insomnie, mais se sent très bien pendant l'orage qu'elle aime contempler.

Elle se dit nerveuse, triste, solitaire, timide, cancérophobe et très anxieuse.

Elle ne supporte pas la station debout, légèrement prolongée, qui lui donne des vertiges.

Physiquement, c'est une femme brune, à peau très mate, avec un chloasma très marqué. Elle est porteuse de varices, aggravées depuis la grossesse, sans gêne fonctionnelle.

L'examen gynécologique confirme la vaginite candidosique.

Etude du cas

1) Mode réactionnel

De toute évidence, le mode réactionnel sycotique est au premier plan, devant ces infections chroniques à polarité génito-urinaire, aggravées bien sûr par les nombreux traitements antibiotiques depuis l'enfance.

Le psychisme aussi dénote une composante sycotique, avec cet état quasiment dépressif et cette cancérophobie et anxiété.

2) Type sensible

Il est ici très nettement marqué sur le plan physique et psychique : *Sepia*.

Par ailleurs, *Sepia* a comme cible pathogénétique les infections urinaires et génitales.

3) L'étiologie

Cette femme consulte essentiellement pour une infection urinaire. Celle-ci est toujours à colibacilles : *Colibacillinum*. Isothérapie urinaire.

4) Symptomatologie locale

Le jour de la consultation, cette femme n'avait quasiment pas mal, mais l'anamnèse nous apprend que les douleurs habituelles sont sourdes, très supportables ; ce qui domine ce sont les urines troubles et de mauvaise odeur : *Formica rufa*.

Traitement

Sepia 30 CH	1 dose chaque dimanche
Thuya 30 CH	1 dose chaque mercredi
Colibacillinum 15 CH	3 granules les autres matins (on remet à la malade qui vient de prendre des antibiotiques, un flacon d'isothérapie, afin de pratiquer dans 10 jours un prélèvement urinaire en vue d'une isothérapie en 15 CH qui remplacera alors *Colibacillinum*)
Formica rufa 5 CH	3 granules 4 fois/jour si besoin

(On aurait pu penser à *Silicea* sur la notion d'infection chronique ; nous réservons ce médicament en cas d'échec).

Traitement pour deux mois.

La malade, revue deux mois après avec deux analyses à un mois d'intervalle, se sent très bien ; les analyses sont stériles et l'infection génitale n'est plus gênante ; elle n'est plus constipée.

Le traitement pour le reste de la grossesse :

Sepia 30 CH
Thuya 30 CH 1 dose en alternance chaque dimanche

Faire une analyse d'urine tous les mois et en cas de symptômes ou de positivité de l'analyse, reprendre pendant un mois l'isothérapie.

Dr A. Holtzscherer

Observation n°3

Noémie L. 6 mois tousse et mouche depuis 15 jours.

Il s'agit d'une toux quinteuse, faite de quintes longues, épuisantes, aggravées la nuit surtout dans la deuxième partie.

Dans la journée, il y a quelques quintes productives avec vomissements de glaires.

La mère a eu une septicémie à 6 mois et demi de la grossesse qui a nécessité bien sûr un traitement par antibiotiques et la naissance par césarienne de l'enfant et qui pesait alors 1,340kg. Elle a fait deux mois de couveuse.

Antécédents familiaux :

Père : pollinose
Un frère asthmatique
Une soeur RAS

Antécédents personnels :

Outre ce qui a été dit plus haut, le carnet de santé nous apprend que cette toux a commencé dès le lendemain de la première injection de **Tetracoq**.

Cet enfant a bon appétit, elle dort bien. L'examen clinique montre une enfant hypotrophique à abdomen distendu. L'auscultation montre de très légers râles des bases pulmonaires.

Etude du cas

1) Etiologie

Elle domine : pathologie qui débute juste après la vaccination par **Tetracoq** et toux nettement coqueluchoïde.

2) Mode réactionnel

Chez une enfant de 6 mois, il est encore difficile à analyser. Mais les antécédents familiaux nous font penser d'une part à un mode réactionnel psorique (père pollinose, un frère asthmatique) et d'autre part au mode réactionnel sycotique (septicémie de la mère, vaccination).

C'est en tout cas ce dernier mode réactionnel qui est le plus immédiat.

3) Symptomatologie

Les quintes de toux coqueluchoïdes aggravées en deuxième partie de la nuit : *Drosera*.

Les quintes de toux avec vomissements de glaires dans la journée : *Coccus cacti*.

4) Type sensible

Il est encore difficile a cet âge là de le déterminer avec précision. On pense à *Silicea* devant cette enfant hypotrophique.

Traitement

Drosera 30 CH 1 dose 3 soirs de suite au coucher
Pertussinum 30 CH 1 dose 3 matins de suite au réveil
Coccus cacti 7 CH 3 granules 5 à 6 fois/jour

Contre-indication de la vaccination anti-coqueluche par la suite.

Dès que l'enfant ne toussera plus, donner
Thuya 30 CH 1 dose par semaine pendant 2 mois.

On apprendra à la consultation suivante que cette enfant ne toussait plus dès le troisième jour.

Nous l'avons revue pour des problèmes de rhinite et de rhinopharyngites plus ou moins chroniques qui ont été traités par *Thuya* et *Silicea*.

Il est prévisible que cette enfant évolue progressivement vers le mode réactionnel psorique.

Dr A. Holtzscherer

Observation n° 4

Monsieur Jacques B. 39 ans, consulte pour une «colite» depuis l'âge de 20 ans.

Les crises sont stéréotypées : douleurs abdominales diffuses, essentiellement péri-ombilicales, rapidement progressives, précédées d'une aura symptomatique : énervement, ballonnements, grands frissons suivis de sueurs profuses.

La douleur devient aiguë avec une hyperthermie pouvant atteindre 39° et disparaissant progressivement en deux à trois jours.

Au moment de la crise, le ventre est douloureux à la palpation.

Le malade est plié en deux et couvert de sueurs.

Antécédents personnels :

On note une hépatite virale à l'adolescence.

Antécédents familiaux :

La mère est décédée d'une métastase cancéreuse au foie.

Les crises se répètent avec une fréquence d'une fois par mois environ ; un peu plus fréquentes en novembre-décembre d'une part, et mars-avril d'autre part.

Le malade dit digérer mal : les fritures, les sauces, les concombres, les radis, l'oignon, l'ail, les huîtres, mais aucun de ces aliments ne semble déclencher une crise.

Il a un ballonnement et une somnolence post-prandiaux habituels.

Il se plaint d'une légère constipation qui ne nécessite pas la prise de médicaments.

Ce malade a toujours craint le chaud sauf depuis deux ou trois ans où il se sent devenir légèrement frileux.

Il se dit nerveux, mais n'explose jamais, pessimiste, inquiet, volontaire et anxieux pour sa maladie.

A l'examen, il s'agit d'un homme grand, plutôt mince, avec un gros abdomen.

La palpation abdominale en dehors des crises déclenche à chaque fois une douleur de la fosse iliaque droite.

Ce malade n'ayant jamais eu d'exploration sérieuse, nous l'avons adressé à un service de maladies de l'appareil digestif d'un CHU, qui a conclu, après élimination de toutes les autres pathologies possibles (et de l'appendice), à une Maladie Périodique (début à l'âge de 20 ans, évolution stéréotypée, douleurs abdominales précédées d'une aura, absence d'altération de l'état général, origine juif sépharade né en Turquie).

Ils avaient préconisé un traitement à la **Colchicine** ; celui-ci a été très mal toléré sur le plan digestif.

Etude du cas

1) Etiopathogénie

Celle-ci n'est pas connue en dehors d'une origine génétique probable.

2) Mode réactionnel

Devant cette maladie, par définition périodique, le mode réactionnel qui vient à l'esprit est le MR Psorique.

3) Type sensible

La morphologie, les ballonnements post-prandiaux et les intolérances alimentaires et même le psychisme nous font penser à *Lycopodium*.

4) Symptomatologie

L'aura nous fait penser à *China* et la crise douloureuse à *Colocynthis* et *Belladonna*.

Ce malade qui avait eu énormément de traitements classiques sans aucun résultat ni sur la périodicité, ni sur la crise, n'a pas été guéri par l'homéopathie, mais nettement amélioré.

Les crises sont devenues exceptionnelles : une à deux fois par an et celles-ci sont très nettement raccourcies et améliorées par *China* et *Belladonna*.

Le traitement de fond, vous l'avez bien compris est fait de *Lycopodium* 30 CH, donné tous les 15 jours au début, puis une fois par mois.

Dr A. Holtzscherer

Observation n° 5

Damien H. 21 mois, consulte pour un eczéma atopique qui a débuté à l'âge de 4 jours, et qui s'est nettement aggravé à l'âge de 5 mois.

Cet eczéma siège sur la figure, les poignets, les creux poplités et les sillons rétro-auriculaires. Il est légèrement prurigineux.

Antécédents familiaux :

mère : pollinose
père RAS

Antécédents personnels :

RAS à part quelques petits rhumes, et une dermite fessière fréquente améliorée par l'éosine ; mais à chaque injection de **Tetracoq** (à partir de 3 mois), l'eczéma s'est nettement aggravé.

C'est un beau bébé, sans problèmes par ailleurs : ni d'appétit, ni de digestion, ni de sommeil, mais on apprend que cet enfant ne peut s'endormir exclusivement qu'en position génupectorale, bien que la maman ait insisté sur d'autres positions de sommeil.

Le prurit est aggravé à la chaleur.

Etude du cas

1) Mode réactionnel

Les antécédents familiaux et la pathologie elle-même font penser au mode réactionnel psorique.

Celle-ci a du se compliquer d'une note sycotique (aggravation par les vaccinations).

2) Type sensible

Bien que nous n'ayons pas la notion d'amélioration au bord de mer, la position genupectorale quasi-obligatoire et la dermite fessière récidivante nous font bien sûr penser à *Medorrhinum.*

Traitement

Medorrhinum	9, 12, 15, et 30 CH	1 dose 4 jours de suite
puis	30 CH	1 dose tous les 15 jours
Pommade au Calendula		

devaient blanchir la lésion en trois semaines

Traitement pour trois mois.

La mère, malgré nos conseils arrêta le traitement six mois après.

Nous devions revoir l'enfant deux ans après pour une récidive de l'eczéma depuis 9 mois.

Ce fut à ce moment là, comme il était à prévoir, *Sulfur* qui fut son médicament.

Dr A. Holtzscherer

Observation n° 6

Anne M. 16 ans, consulte pour des douleurs aux genoux.

Son histoire a commencé il y a 4 ans pendant une rhinopharyngite, songenou droit a brutalement augmenté de volume et est devenu douloureux. Depuis elle fait des rhinopharyngites et des angines à répétition (environ toutes les trois semaines) et à chaque fois, dès le début, un des deux genoux augmente brutalement de volume par oedème et épanchement synovial, devient rouge, très chaud, très douloureux, obligeant à une immobilité complète, très sensible au toucher et à la pression, amélioré par des applications froides et mêmes très froides.

La crise dure 5 jours avec température à 39°, la malade est abattue, la face est rouge, elle transpire, la soif n'a rien de caractéristique.

Entre les crises, progressivement, est apparue une douleur chronique dans les deux genoux, à type de «rongement», aggravée le matin au réveil, en se relevant d'une chaise, aux premiers mouvements, à l'humidité, améliorée par une marche lente ; il n'y a pas de signes objectifs entre les crises.

Anne a été explorée et suivie dans un service hospitalo-universitaire de rhumatologie pendant trois ans. Celui-ci a conclu à une arthrite réactionnelle après élimination des autres diagnostics possibles (absence de maladie de Behcet, absence de facteurs rhumatoïdes, Aslo normales). Les Aslo sont toujours normales, mais divers prélèvements de gorge montrent la présence à chaque fois de streptocoque Alpha. Le liquide synovial est riche en polynucléaires qui sont représentés à 56% par des éosinophiles.

Une fois la poussée d'arthrite a été contemporaine d'une parasitose intestinale à un taenia.

Le traitement proposé et qu'elle suivait était fait de : **Extencilline** et corticoïdes à chaque crise, AINS entre les crises. Parfois, ponction évacuation synoviale et injections locales de corticoïdes pendant les crises.

Le jour de la consultation, la malade est en crise.

Antécédents personnels :

Rhinopharyngites à répétition dans la première enfance qui ont conduit à l'amygdalectomie et adénoïdectomie à 6 ans.
N'a plus été malade jusqu'à l'âge de 12 ans.
Les vaccinations **Tetracoq, BCG** et antivariolique ont été pratiquées sans problèmes.
Par ailleurs, elle présente depuis 10 ans une urticaire au soleil et à la chaleur, et une fois à la prise de **Bactrim**.

Antécédents familiaux :

père RAS
un frère 14 ans RAS
mère : eczéma des mains, rhinite spasmodique apériodique

Anne est une adolescente normoligne qui craint la chaleur (indépendamment de l'urticaire).
Le climat ne semble pas avoir d'influence sur la pathologie ORL (mais la douleur de fond des genoux est aggravée à l'humidité).
Elle a bon appétit et n'a pas de problèmes digestifs.
Le sommeil n'a rien de particulier.
Elle est réglée depuis l'âge de 12 ans sans problèmes (pas d'influence des règles sur sa pathologie).
Sur le plan psychique, RAS, elle se sent bien équilibrée.

Etude du cas

1) Etiopathogénie

La crise est une inflammation locale, probablement due à une réaction de type allergo-immunologique (isothérapie).

Bien que les Aslo soient normales, le fait que le streptocoque soit retrouvé à chaque prélèvement de gorge, celui-ci peut être considéré comme un facteur étiologique (*Streptococcinum*).

2) Mode réactionnel

Comme c'est souvent le cas, le MR de base est psorique (périodicité, manifestations explosives, urticaire, parasitose, antécédents maternels) et l'on pense volontiers à *Sulfur* (aggravation à la chaleur), aggravé d'une petite composante sycotique, probablement iatrogène (douleurs chroniques des genoux, aggravation à l'humidité, antibiotiques, cortisone) et nous pensons bien sûr à *Thuya*.

3) Type sensible

Il n'est pas ici évident.

4) *Médicaments symptomatiques*

A - Des crises

Fièvre élévée, abattement, rougeur de la face, sueurs, associés à une pathologie pharyngée : *Belladonna.*
L'arthrite : rougeur, chaleur objective et subjective, améliorée par le frais : *Apis mellifica* (penser en cas d'échec à *Bryonia* : aggravée par le moindre mouvement)

B - Douleurs chroniques des genoux

Aggravées aux premiers mouvements et à l'humidité, améliorées par le mouvement lent : *Rhus toxicodendron*

Premier traitement

Sulfur 30 CH	
Streptococcinum 30 CH	1 dose chaque dimanche en alternance
Rhus toxicodendron 15 CH	3 granules le matin
Isothérapie du liquide synovial	
15 CH Dil	20 gouttes 1 fois/jour
Thuya 15 CH	3 granules le soir
Belladonna 7 CH	
Apis mellifica 7 CH	en alternance toutes les 2 heures en cas de crise

Traitement pour deux mois.

La malade revue deux mois après nous signale que la crise n'a duré que 48 heures, beaucoup moins douloureuse, et qu'elle n'a pas eu d'autres épisodes aigus articulaires et rhinopharyngés.

Les douleurs de dérouillage vont mieux mais existent encore ; à chaque dose de *Sulfur* elle ressent un «mieux-être» général.

Deuxième traitement

Sulfur 30 CH	
Streptococcinum 30 CH	1 dose chaque dimanche en alternance
Rhus toxicodendron 15 CH	3 granules matin et soir
Medorrhinum 15 CH	3 granules 1 fois/jour

(*Thuya* n'ayant pas donné les effets escomptés, et par ailleurs *Medorrhinum* a un net tropisme pour les grosses articulations).

Traitement pour 3 mois.

Trois mois après, la malade se dit très bien : pas d'épisode aigu, plus de douleurs chroniques.

Troisième traitement

Sulfur 30 CH 1 dose 1 dimanche sur 2
Rhus toxicodendron et *Medorrhinum* Idem
Essayer d'arrêter progressivement

Traitement pour 6 mois.

Six mois plus tard, la malade se dit toujours aussi bien et ne prend que *Sulfur* depuis 4 mois.

Quatrième traitement

Sulfur 30 CH 1 dose par mois pendant 6 mois

La malade devait décider de son propre chef d'arrêter tout traitement ensuite, se sentant complètement guérie.

La mère que nous suivons régulièrement, nous confirme le bon état de santé de sa fille.

Dr A. Holtzscherer

Observation n° 7

Madame Pierrette R. présente en juillet 1983, en quelques jours, une anasarque faite d'oedemes, ascite, épanchement pleural et hépatomégalie.

Elle est alors hospitalisée, et les examens complémentaires permettent de porter le diagnostic de cirrhose hépatique.

Elle nie toute consommation d'alcool, ce que confirme sa famille. Le **Survector** qu'elle prenait depuis 5 mois (pour un syndrome dépressif) est alors suspecté et arrêté.

5 jours après, s'installe un coma vigil. La famille est avertie que le pronostic est très sombre ; celle-ci nous demande alors d'intervenir.

Etude du cas

Devant un tel tableau aigu, ni le type sensible, ni le mode réactionnel, ni même la symptomatologie ne pouvaient guider notre choix. Seule l'évidence de la similitude anatomo-pathologique a été prise en compte.

Traitement

Nous avons prescrit

Phosphorus 15 CH 1 dose globule matin et soir

24 heures après le début du traitement, la malade a présenté une poussée thermique à 38°5 qui devait durer toute la journée, crise urinaire, reprise de la conscience, diminution et disparition des oedèmes en 48 heures.

Phosphorus est maintenu à cette posologie pendant 1 mois puis à 1 dose/jour ensuite.

En octobre 1983, une biopsie hépatique confirme le diagnostic avec réaction inflammatoire très importante et fibrose ; la recherche histologique du virus de l'hépatite B est négative, les anticorps anti-muscle lisse et anti-mitochondrie sont positifs. Deux autres biopsies hépatiques (février 84 et octobre 84) devaient montrer alors des lésions inflammatoires très réduites et une persistance de la fibrose, mais l'absence d'anticorps anti-muscle lisse et anti-mitochondrie.

Nous avons ensuite continué *Phosphorus* 15 CH une dose/semaine jusqu'à la normalisaton complète des transaminases, ce qui a été obtenu en juin 1985.

Nous aurions pu bien sûr discuter d'autres médicaments : essentiellement *Arsenicum album*, et sur le plan symptomatique *Apis mellifica* (oedèmes, épanchement, oligoanurie).

Pour la petite histoire, sachez que cette malade est petite, large, obèse, et présente un type sensible typiquement *Sulfur*.

N.B. : En janvier 1991 l'état de santé de Madame R. reste bon.

Dr Yvon Lalanne

Observation n° 1

Monsieur C., agent immobilier, né en janvier 1955, consulte en septembre 1985. Cet adulte jeune présente depuis plusieurs années des problèmes ORL :

- éternuements en salves
- rhinite aqueuse, accompagnée de sensations de brûlure et de picotements dans le nez
- larmoiement avec oedème des paupières.

Ces troubles apparaissent :
- le matin
- après une exposition à l'air froid, au courant d'air, à la poussière
- à un moindre degré par temps humide

et sont améliorés à la chaleur (pièce chauffée, chaleur confinée d'une voiture restée au soleil).

Les odeurs fortes n'ont aucune influence déclenchante.
Ces crises s'accompagnent d'une asthénie intense qui le gêne dans sa vie quotidienne, ce d'autant que les crises peuvent durer parfois 2 ou 3 heures sans relâche. Très périodiques il y a quelques années, mais non saisonniers, ces troubles sont pratiquement quotidiens au moment où il consulte.

Le bilan général fait ressortir les éléments suivants :
- jamais d'asthme
- peau : pas d'eczéma, ni herpès, ni furoncles ; antécédents d'urticaire dans son enfance. Pityriasis versicolor périodique.
- digestif : ballonnement post prandial avec éructations et somnolence améliorée par une courte sieste ; absence d'érythrose faciale ; antécédents d'hémorroïdes.

Très bon appétit, régulier ; poids stable ; transit normal ; désirs de plats épicés, relevés ; intolérance aux aliments gras qu'il aime pourtant.

Sujet pas du tout frileux, gêné par les courants d'air ; dort très peu couvert, recherche le frais au lit la nuit avec les pieds ; transpire abondamment au moindre effort.

Antécédents familiaux :

Père rhinite spasmodique.

Questions : Comment aborderiez vous ce cas clinique ? Quel mode réactionnel vous semble prédominant ? Quels médicaments envisageriez-vous tant sur le plan aigu que chronique ? Posologie ?

Discussion du cas clinique

L'objectif du traitement était double ; trouver d'une part le remède symptomatique des crises de rhinite aiguës, d'autre part le ou les médicaments de fond pour le mettre à l'abri des récidives.

Le choix du remède de fond ne posait guère de problème majeur ; cet adulte jeune dont la pathologie évoluait sur le mode psorique (antécédents d'urticaire évoluant par crises, crises de rhinites périodiques, tendance au parasitisme Pityriasis), de tempérament chaud (besoin de chercher le frais au lit avec les pieds) aux désirs alimentaires aussi nets (désir de choses relevées, désir de gras mal toléré) évoquait de toute évidence *Sulfur.*

La note digestive avec en particulier la somnolence post prandiale améliorée par une courte sieste faisait bien sûr penser à *Nux vomica.*

Par contre la symptomatologie des crises de rhinites aiguës ne «collait» pas avec celle de ces deux remèdes ; certes la sensibilité aux courants d'air provoquant des éternuements pouvait faire penser à *Nux vomica* mais on ne retrouvait pas dans la description des symptômes les autres caractéristiques du remède, en particulier l'alternance d'écoulement diurne et d'obstruction nocturne ; par ailleurs ce patient accusait une amélioration nette à la chaleur de ses symptômes ORL, ce qui n'est pas une modalité locale des rhinites de type *Nux.*

A l'analyse, quelques nuances étaient interessantes à valoriser :
- d'une part la sensation de brûlure qui accompagnait la rhinorrhée
- ensuite l'oedème des paupières
- puis l'amélioration nette par la chaleur
- enfin l'asthénie qui accompagne ces crises.

Tous ces éléments faisaient envisager la possibilité d'*Arsenicum album* comme remède de crise.

La première ordonnance délivrée fut la suivante :
Arsenicum album 9 CH, 3 granules le matin
Nux vomica 5 CH, 3 granules après les deux repas
Sulfur 15 CH, une dose le dimanche tous les 15 jours.

Traitement pour trois mois.

Janvier 1986

Se trouve mieux, surtout depuis le début d'année ; persistance des éternuements matinaux ; raréfaction des crises ; arrive à passer plusieurs jours sans aucune manifestation.

Même traitement pour trois mois.

Fin avril 1986

Les éternuements matinaux s'espacent ; rares crises dans la journée ; par contre il continue à avoir des salves d'éternuements en manipulant de vieux dossiers, salves d'éternuements totalement isolées, sans rhinite ni signes oculaires.

Traitement prescrit pour trois mois.

Alterner au réveil *Poumon histamine* 15 CH, 3 granules et *Sabadilla* 15 CH
Nux vomica 9 CH, 3 granules après les deux repas (car les signes digestifs persistent)
Alterner le dimanche *Sulfur* 15 CH et *Psorinum* 15 CH.
En cas de crise aiguë de type de celle pour lesquelles il était venu consulter, *Arsenicum album* 9 CH, 3 granules à la demande.

(La prise régulière d'*Arsenicum album* ne se justifiait plus dans la mesure où les symptômes qui étaient à l'origine de sa prescription avaient considérablement régressé. *Psorinum* fut introduit dans l'ordonnance à ce stade pour appuyer l'action de *Sulfur* ; on aurait tout aussi bien pu le prescrire d'emblée sur la notion de mode réactionnel psorique).

Aout 1986

Se trouve très bien ; très rares crises ; persistance des éternuements au contact de la poussière ; moins de ballonnements post prandiaux mais persistance de la somnolence.
Même traitement pour 6 mois.

S'estimant bien par rapport à ce qu'il était, Monsieur C. a arrêté tout traitement après les six mois ; je ne le reverrai qu'en septembre 1988, non plus pour des problèmes de rhinite qui ne le gênent plus, tant elle sont devenues rarissimes, mais pour des furoncles à répétition depuis quelques mois qui lui ont valu déjà deux interventions chirurgicales.

Les signes généraux de ce patient n'ayant pas changé au cours de ces dernières années, la prescription de *Sulfur* 30 CH amènera une guérison totale de son problème cutané.....jusqu'à la prochaine alternance morbide !

Dr Yvon Lalanne

Observation n° 2

Monsieur H. Jean, né en 1951 ; consulte en mars 1983 pour des rhino-conjonctivites périodiques printanières, dont le tableau très stéréotypé :

- éternuement en salves
- obstruction nasale bilatérale totale, sans écoulement
- sensation de picotement dans le nez
- rougeur conjonctivale avec brûlure et picotement oculaire associé à un oedème des paupières, tous phénomènes s'attenuant par l'application d'eau fraîche sur le visage et les yeux.

Ces phénomènes évoluent par des crises d'apparition brutale, et ce depuis une dizaine d'années. Il est en ce moment en pleine période difficile (deux ou trois crises par jour), la période critique s'étalant suivant les années de mars à fin juin voire fin juillet si le temps est très sec ; il n'a jamais été testé sur le plan allergologique.
Il se traite de façon symptomatique en prenant à la demande des antithistaminiques lorsque les crises lui occasionnent trop de gêne dans sa vie professionnelle.

Examen clinique

Oedème rosé de la muqueuse nasale entraînant une obstruction totale, blépharo-conjonctivite bilatérale avec chémosis.
T.A. : 10/7.

Antécédents familiaux

Père et grand-mère paternelle : rhume des foins.

Antécédents personnels

Pas d'eczéma ni asthme
Nombreuses otites dans la première enfance (tympanoplastie gauche à l'âge de 12 ans)
Anthrax à répétition durant l'adolescence,
S'enrhume très facilement l'hiver.

Peau très sèche
Appétit irrégulier, aucun désir particulier.
Sujet pâle, maigre, très frileux pas du tout incommodé par la chaleur, méthodique et perfectionniste.

Questions : Selon quelle méthode aborderiez vous ce cas clinique ? Quel mode réactionnel vous semble prédominant ? Quels médicaments envisageriez-vous tant sur le plan aigu que chronique ? Posologie ?

Discussion du cas clinique

La méthode la plus simple pour appréhender ce cas, quant au choix du traitement chronique, consistait à envisager dans un premier temps le mode réactionnel ; la périodicité des phénomènes pathologique, leur alternance dans le temps (otites/anthrax/rhino-conjonctivite) faisait évoquer le mode psorique.

A l'intérieur de ce cadre, il fallait dans un second temps trouver un remède de fond ayant les polarités tissulaires et les signes généraux caractéristiques correspondant à ceux constatés chez ce patient.

La détermination du médicament de crise repose sur la méthode très fiable de la croix de Hering.

Arsenicum album correspondait au profil de ce patient : mode réactionnel psorique, alternance de manifestations muqueuses (antécédents d'otites, rhino-conjonctivites) et cutanée (anthrax), périodicité des troubles ; frilosité, besoin de chaleur ; côté perfectionniste de son caractère.

Psorinum : biothérapique du mode réactionnel psorique

Apis mellifica : action sur les muqueuses ; pathologie à début brutal dominée par des phénomènes oedémateux, accompagnée de sensations douloureuses à type de piqûre associées à des brûlures, le tout étant amélioré par le froid.

Traitement

Arsenicum album 15 CH, une dose trois dimanches par mois
Psorinum 15 CH, une dose le dernier dimanche du mois.
En cas de crise : *Apis mellifica* 15 Ch, 3 granules toutes les demi-heures jusqu'à amélioration.

Un mois plus tard

Les crises persistent mais durée et intensité des signes fonctionnels considérablement atténuées par la prise d'*Apis mellifica* à condition de le prendre très souvent.

Traitement

Mêmes doses selon les mêmes modalités.
Toujours *Apis mellifica* 15 CH à la demande.

Troisième consultation 2 mois plus tard fin juin 1983

Nette amélioration ; diminution importante de la fréquence des crises (a consommé trois tubes d'*Apis mellifica* en deux mois contre quatre le mois précédent) se trouve mieux.

Même traitement pour trois mois.

Quatrième consultation octobre 1983

Va très bien ; mais c'est la période où habituellement les crises s'estompent spontanément ; par ailleurs ces deux derniers mois ont été très pluvieux, facteur d'amélioration spontané. Traitement pour six mois avec :
Arsenicum album 15 CH, les premier, deuxième et troisième dimanches
Psorinum 15 CH, le quatrième dimanche.

Cinquième consultation fin février 1984

Va bien ; a passé un excellent hiver sans aucune pathologie ORL ; revient avant la période critique.
Traitement inchangé. En cas de crise, prendre *Apis mellifica* 15 CH **pour 3 mois.**

Sixième consultation juin 1984

Va très bien ; quelques alertes très rapidement jugulées par la prise d'*Apis mellifica* 15 CH (un demi-tube en trois mois).

Traitement

Arsenicum album 30 CH, une dose le premier dimanche
Psorinum 30 CH, une dose le troisième dimanche.

Consultation de juillet 1985

Revient pour savoir ce qu'il doit faire ; a fait le traitement précédent pendant un an ; aucune manifestation allergique cette année.

Traitement

Arsenicum album 30 CH, une dose les mois pairs
Psorinum 30 CH, un dose les mois impairs.

Revu en juillet 1986, août 1987, juin 1988, juillet 1989, juin 1990 ; n'a plus jamais refait de crises avec comme traitement depuis août 1985 :
Psorinum 30 CH, une dose les mois impairs
Arsenicum album 30 CH, une dose les mois pairs.

Dr Yvon Lalanne

Observation n° 3

Madame A. Lydie, née en avril 1959, consulte en mars 1982 pour des céphalées, hémicranies droites, touchant l'oeil droit, la tempe droite, sensation de battement, pas de modalités d'amélioration ou d'aggravation nettes.

Prodromes : éclairs lumineux.

Signes d'accompagnement :
- fatigue importante
- sensation de froid intense, frilosité
- nausées
- faim pendant les céphalées, malgré l'état nauséeux, sans que le fait de manger améliore la douleur.

Ces maux de tête ont débuté vers l'âge de 19 ans, période à laquelle elle a commencé à prendre un contraceptif oral ; l'arrêt de ce dernier n'a en rien modifié la fréquence et l'intensité des crises.
Au début elles se produisaient tous les quinze jours ; actuellement la périodicité est variable, tous les mois, tous les deux mois ; aucune relation avec le cycle menstruel.

Ces céphalées débutent généralement en fin d'après-midi vers 16/17 heures puis augmentent progressivement d'intensité ; la forte luminosité, l'exposition au soleil peuvent être des facteurs déclenchants mais non exclusifs.
Elles durent en moyenne 6 à 7 heures, les antalgiques qu'elle prend **(Gynergène caféiné)** n'entraînant qu'une cédation partielle de la crise.
Plusieurs traitements préventifs ont été essayés, le seul réellement efficace **(méthysergide / Désernil*)** ayant dû être interrompu du fait des risques secondaires.

Antécédents familiaux :

- mère : coliques néphrétiques
- père : HTA, Angor, artérite des membres inférieurs

Antécédents personnels :

- asthme dans l'enfance
- acné à la période pubertaire.

Personne maigre, pâle, peu loquace, renfermée.
Très bon appétit :
- désir de sucreries
- intolérance à l'ail, oignon, huitres
- pas d'érythrose faciale post-prandiale.

Très frileuse ; pas gênée par la chaleur confinée ; dit mal supporter le soleil.

Questions : Quels remèdes évoquez-vous à la lecture de cette observation ? Sur quels éléments ? Quel mode réactionnel vous paraît prédominant ? Formulez votre ordonnance en justifiant posologie et dilutions.

Discussion du cas clinique :

Le but du traitement chez cette patiente était double :
- d'une part tenter de trouver le remède homéopathique des crises aiguës,
- d'autre part lui associer un traitement de fond pour éviter les récidives.

En ce qui concerne le remède aigu, la méthode la plus fiable demeure le schéma de Hering, en ne retenant que les symptômes les plus fiables et les plus caractéristiques.

Localisation :	tête, côté droit
Sensation :	battement
Modalités :	affection périodique (les autres facteurs sont inconstants), (horaires ; circonstances déclenchantes)
Concomitants :	asthénie, frilosité, sensation de froid, faim+++.

Le symptôme le plus frappant des manifestations cliniques de ces hémicranies était évidemment cette sensation de faim qui accompagnait les crises, symptôme que l'on retrouve dans *Phosphorus* et *Psorinum.*

En faveur de *Psorinum,* il y avait par ailleurs la périodicité, l'asthénie, la frilosité. *Psorinum* pouvait-il être en même temps le remède de fond de cette malade ?
On retrouvait certes plusieurs éléments :
- le mode réactionnel psorique (asthme dans l'enfance, pathologie cutanée à la période pubertaire, antécédents familiaux de coliques néphrétiques)
- la frilosité générale
- la maigreur.

Mais certains symptômes généraux présents dans l'observation permettaient de discuter d'autres médicaments.

- *Lycopodium,* en faveur duquel on pouvait retenir : la latéralité droite de la céphalée, l'horaire des crises (16 heures), le désir de sucre et les intolérances alimentaires, les antécédents maternels de coliques néphrétiques. Par contre, les modalités thermiques générales ne correspondaient pas du tout à celles de *Lycopodium* qui est fondamentalement aggravé par la chaleur confinée ce qui n'était pas le cas de cette patiente.

- *Natrum muriaticum* en faveur duquel plaidaient : la maigreur malgré un très bon appétit, le rôle de l'exposition solaire comme facteur déclenchant et d'une façon générale le fait que cette patiente supporte mal le soleil, l'aspect peu loquace et renfermé de son caractère.

Traitement :

Psorinum 15 CH une dose le mercredi,
Lycopodium 9 CH une dose les 1er et 3ème dimanches du mois
Natrum muriaticum 15 CH une dose les 2ème et 4ème dimanches (indication d'une dilution plus haute que pour *Lycopodium* dans la mesure où existaient des signes comportementaux).
Psorinum 9 CH une dose au début des crises migraineuses.

Trois mois après :
Crise trois semaines après le début du traitement ; elle a pris au début la dose de *Psorinum* qui n'a pas empêché véritablement la survenue de la crise mais qui en a raccourci considérablement la durée (2 heures environ) ; au cours des deux derniers mois, une crise par mois ; même traitement pour trois mois, *Psorinum* 15 CH au début des crises.

Troisième consultation :
Deux crises au cours de cette période ; la dose de *Psorinum* 15 CH qu'elle prend au début raccourcit la durée et l'intensité de la crise ; signes généraux inchangés ; signes concomitants des crises inchangés. **Même traitement pour trois mois.**

Quatrième consultation, trois mois plus tard :
Deux crises depuis la précédente consultation de très faible intensité et différentes : pas de prodromes, disparition de la sensation de froid, absence de faim.

Traitement :
- *Psorinum* 15 CH une dose le mercredi tous les 15 jours
- *Lycopodium* 9 CH une dose les 1er et 3ème dimanches du mois
- *Natrum muriaticum* 15 CH une dose les 2ème et 4ème dimanches du mois.

Traitement pour six mois.

Revue au terme des six mois de traitement :
Aucune crise migraineuse véritable ; par moment vague gêne douloureuse au niveau de l'oeil droit qui disparaît spontanément ; se trouve en pleine forme.

Traitement :
- *Psorinum* 15 CH une dose le 1er dimanche du mois
- *Lycopodium* 9 CH une dose le 2ème dimanche
- *Natrum muriaticum* 15 CH une dose le 3ème dimanche.

Traitement pour six mois.

Je ne reverrai cette jeune fille devenue mère de famille que six ans plus tard pour des migraines catameniales de type *Actæa racemosa* apparues après son premier accouchement ; jusque là elle n'avait présenté aucune migraine.

Dr Yvon Lalanne

Observation n° 4

Melle B. annick, née en octobre 1959, consulte en avril 1982 pour un problème d'aménorrhée secondaire depuis environ 6 mois.

Elle a consulté un gynécologue. L'examen clinique, les explorations complémentaires et dosages hormonaux sont normaux.

Réglée à l'âge de 13 ans, elle a toujours eu des règles en retard ; à l'âge de 18 ans, elle avait suivi un traitement hormonal pendant un an qui avait régularisé son cycle ; du fait de troubles circulatoires périphériques et de troubles métaboliques (élévation du taux de cholestérol) ce traitement avait été interrompu et une première période d'aménorrhée s'était installée pendant quelques mois. Les règles étaient revenues spontanément mais de façon très irrégulières jusqu'au mois de novembre 1981, date des dernières règles ; aucun élément marquant n'est retrouvé à l'interrogatoire susceptible d'expliquer cette aménorrhée.

En fait, de tout temps, hormis la période où elle prenait un traitement hormonal, cette jeune fille a eu des cycles longs (45 voire 60 jours), des règles très peu abondantes, indolores, sans caillots. D'une durée de 2/3 jours, elles étaient très souvent intermittentes, s'arrêtant une demi-journée pour reprendre le lendemain, et de toute façon plus abondantes le jour, la nuit se passant pratiquement sans pertes. Depuis l'arrêt des règles, elle accuse de fréquentes céphalées, vagues sans topographie particulière, ni modalités précises, ainsi qu'une leucorrhée isolée sans signes fonctionnels.

Antécédents familiaux : RAS

Antécédents personnels :

Rhino-pharyngites, fréquentes otites, bronchites dans l'enfance, troubles veineux avec jambes lourdes et œdème, érythrocyanose des extrémités.

Comme signes généraux on retient :

- appétit correct, intolérance aux aliments gras
- peu assoiffée
- peu frileuse sauf la période qui précède les règles, gênée par la chaleur en général et en particulier par la chaleur confinée
- extrémités froides sauf l'été où elle ressent une sensation de chaleur dans les jambes améliorée par des douches froides.

Personne timide, érythème pudique.

Etude du cas clinique

Aucune étiologie marquante ne pouvant être retenue, le choix du remède ne pouvait se faire qu'à partir des signes caractéristiques ; ces derniers particulièrement marqués orientaient sur *Pulsatilla* (aggravation par la chaleur, absence de soif, intolérance aux aliments gras, érythrocyanose des extrémités, timidité).
Le premier traitement administré fut :
Pulsatilla 15 CH, 3 granules tous les matins pendant 3 mois.

Revue en consultation en septembre 1982

Un mois et demi après le début du traitement homéopathique, les règles ont réapparu puis de nouveau 45 jours plus tard (début août). Pour des raisons professionnelles, elle n'a pu revenir consulter plus tôt et depuis un mois, elle ne prend plus rien. Absence de règles depuis début août.
Même traitement pour trois mois.

Janvier 1983 :

Réglée début octobre 1982, puis mi-novembre (cycle de 40 jours) puis mi-décembre (cycle de 35 jours).
Même traitement pour trois mois.

Début avril 1983 :

Depuis janvier 1983, elle a été réglée tous les mois cycles de 30/32 jours. Les règles sont un peu plus abondantes, mais toujours intermittentes ; pas de céphalées.
Traitement pour six mois : *Pulsatilla* 15 CH une dose le dimanche.

Novembre 1983 :

Cycles réguliers (30/35 jours) ; règles toujours intermittentes plus abondantes le jour ; se plaint de troubles veineux (jambes lourdes, sensation d'élancements dans les mollets avec des impatiences en fin de journée)

Traitement :
- *Vipera* 9 CH, 3 granules le matin
- *Zincum metallicum* 9 CH, 3 granules le soir
- *Pulsatilla* 15 CH une dose le dimanche tous les 15 jours.

Septembre 1984 :

A arrêté son traitement depuis le début de l'été ; réglée tous les mois régulièrement.
Pas de traitement.

Dr Yvon Lalanne

Observation n° 5

M. T. Gilles, né en 1949, employé à la SNCF, consulte en octobre 1982 pour un problème d'herpès génital, apparu trois ans auparavant et récidivant en dépit de divers traitements.

Se localisant au niveau du gland, les vésicules évoluent très rapidement vers un stade suppuratif, avec un cortège de signes fonctionnels très marqués : brûlure et prurit intense, hypersensibilité de la zone atteinte à tel point que malgré l'intensité des démangeaisons, il ne peut supporter le moindre grattage.
Les poussées surviennent de façon imprévisible, environ une fois par mois ; aucune circonstance déclenchante évidente.
Marié, père d'un enfant, son épouse ne présente aucune manifestation similaire.

Antécédents :

Amygdalectomie à l'âge de 10 ans pour angines à répétition.
Blennorragie à l'âge de 19 ans compliquée d'une prostatite aiguë.
Cholecystectomie en 1981 pour lithiase biliaire.
Céphalées temporales gauches, matinales.
Colopathie fonctionnelle périodique avec maux de ventre, brutaux, accompagnés de flatulence, aggravés dans la position assise, mieux debout ou allongé sur le dos ; les poussées font suite généralement à des soucis ou difficultés professionnelles qu'il ne peut extérioriser.
Pas d'antécédent d'eczéma, verrue, urticaire ou furoncles.

Signes généraux :

Bon appétit ; désir d'aliments très relevés et acides (vinaigre). Transpire très facilement en particulier des aisselles, de la région génitale et des pieds ; sueurs d'odeur forte.

Individu maigre, frileux, peu incommodé par la chaleur. Se décrit comme nerveux, facilement irritable, sujet à de violentes colères, susceptible, de tempérament solitaire.

Traitement / discussion

Croton tiglium 15 CH, 3 granules au réveil
Thuya 15 CH alterné avec *Sepia* 15 CH le dimanche.

Croton tiglium correspondait bien aux plaintes du malade.
Localisation élective au niveau des parties génitales, dermatose vésiculeuse à tendance suppurative avec démangeaisons intenses, «peau si sensible et si douloureuse qu'il ne peut se gratter».
Cette dernière caractéristique permettait de laisser de côté *Rhus toxicodendron.*
Par contre, du fait de la tendance suppurative et de cette hypersensibilité, on aurait pu envisager l'indication d'*Hepar sulfur* et ce d'autant plus qu'indépendamment des caractéristiques locales de cette dermatose, des signes généraux attiraient l'attention sur ce remède.

En effet, la frilosité, le désir très marqué de vinaigre et de choses acides, les antécédents d'angines à répétition, les sueurs faciles, le tempérament irritable et coléreux de ce sujet, correspondaient bien aux caractéristiques générales d'*Hepar sulfur.*
Mais avec un tel choix, on ne prenait pas en compte les antécédents de lithiase biliaire, événement pathologique tout de même important.
Par contre, *Sepia* couvrait bien l'ensemble des signes précédemment énoncés y compris la localisation des sueurs (aisselles) et le caractère du malade.

Quant à *Thuya,* sa prescription reposait essentiellement sur les antécédents de blennorragie, étiologie sycotique classique. La transpiration fétide des organes génitaux était également un signe général en faveur de *Thuya.*

Evolution

Janvier 1983 :

Peu d'amélioration quant à la fréquence des poussées ; par contre, leur durée et l'intensité des signes fonctionnels sont très nettement améliorées.

Traitement :

Sepia 15 CH une dose le mercredi
Psorinum 15 CH alterné avec *Thuya* 15 CH le dimanche
En cas de poussée :
Vaccinotoxinum 15 CH une dose dès les premières manifestations
Croton tiglium 15 CH, 3 granules toutes les heures.

Mai 1983 :

Se trouve mieux ; a fait deux poussées qui ont avorté en quelques heures avec le traitement «d'urgence».
Même traitement reconduit pour trois mois.

Septembre 1983 :

Une alerte stoppée par le traitement.
Même traitement de fond pour trois mois.

Janvier 1984 :

Aucune poussée depuis la dernière consultation.

Traitement :

Thuya 15 CH, une dose le 1er dimanche
Sepia 15 CH, une dose les 2ème et 4ème dimanches
Psorinum 15 CH, une dose le 3ème dimanche.
Traitement pour six mois.

Juillet 1987 :

A l'occasion d'une consultation pour un de ses enfants qui présentait un impétigo. Avait arrêté son traitement à la fin des six mois et comme il n'avait jamais eu de récidives, il n'était jamais revenu me voir !

Dr Yves Saint-Jean

Observation n° 1

Le 19 novembre 1980, Madame Annie M., âgée de 25 ans, vient consulter avec un volumineux dossier retraçant un passé pathologique chargé.

Antécédents :

A 9 ans, dans les suites d'une hépatite virale, survenue d'un asthme bronchique et apparition de lésions psoriasiformes des coudes et des genoux. Une corticothérapie est instituée d'emblée, puis Annie M. subit pendant 4 ans, de 1970 à 1974, de son propre chef, un traitement par le «vaccin de Friedmann» (encore appelé autrefois «sérum de tortue») considéré comme bénéfique : en fait l'atténuation des épisodes critiques résulte de la transformation d'un asthme paroxystique en asthme à dyspnée continue.

L'insuffisance ventilatoire s'aggrave dans le courant de 1979 à la suite de laryngites et d'angines répétées traitées par antibiothérapie. Elle aboutit à une hospitalisation en état de décompensation cardio-respiratoire en décembre 1979 dans un service de réanimation :

La polyglobulie est à 8 500 000 G.R./mm^3, l'hémoglobine à 21 g/100 ml, l'hématocrite à 70 %, le pH à 7,15, le PO2 à 6,4 kpA, le pCO2 à 10,10 kpA. Le diagnostic de sortie conclut :

- dyspnée asthmatiforme ancienne
- surinfection bronchique avec bronchectasie débutante
- coeur pulmonaire chronique à un stade avancé
- suspicion de troubles du sommeil favorisant hypoxie et retentissement cardiaque droit.

Malgré un traitement lourd comportant **Vectarion**, antibiothérapie **(Rovamycine)**, **Calciparine**, **Risordan**, fluidifiants bronchiques associés à une oxygénothérapie et à de la kinésithérapie respiratoire, elle est à nouveau hospitalisée suite à une surinfection bronchique pour un coma respiratoire avec acidose hypercapnique fin janvier 1980 : placée en ventilation assistée, corticoïdes, bétamimétiques et antibiotiques permettent son extubation au bout de 4 jours ; mais la persistance de la dyspnée de repos, de la spasticité et de crises plus ou moins fortes nécessite pour leur contrôle l'augmentation de la corticothérapie.

Les épreuves d'exploration fonctionnelle montrent un syndrome obstructif sévère avec une V.E.M.S. à 20% de la normale, un coefficient de Tiffeneau à 29%, une distension pulmonaire ; le volume résiduel est de 6 litres (normale théorique : 1,30 litres), le volmax/min de 28 litres (normale théorique : 4 litres).

L'E.C.G. confirme le coeur pulmonaire chronique.
A la sortie, le 7 mars 1980, les gaz du sang sont à 8,6 kpA pour l'O2 et à 6 kpA pour le CO2. Le traitement comporte : 4 **Risordan** par jour, 1 et 1/2 comprimé de **Celestene**, un suppositoire de **Théophylline**, deux inhalations de **Bécotide** 4 fois par jour et 0,5 à 1 litre d'oxygène deux à trois heures par jour.

Première consultation : 19 novembre 1980

Depuis mars, malgré une bonne observance du traitement, les crises paroxystiques restent fréquentes et deux d'entre elles nécessitent l'hospitalisation en état précomateux. La malade ne vient consulter que sur les objurgations de sa famille mais s'estime perdue : *«je suis fichue»* dit-elle.

Accentuée par sa morphologie carbonique, l'infiltration cushingoïde des traits du visage, due à la corticothérapie, est manifeste bien qu'elle soit moins nette sur le reste du corps. Le poids est de 47kg pour une taille de 1,50m, la tension artérielle est basse 10/6, mais la tachycardie, régulière, importante à 132 pulsations/minute.
Outre l'anxiété et l'hyperémotivité compréhensibles d'ailleurs, on note :
- une très grande susceptibilité à l'humidité froide
- une hypersudation froide au moindre effort
- une expectoration abondante d'aspect variable au cours de la journée
- un encombrement bronchique important au cours des paroxysmes dyspnéïques interdisant le décubitus dorsal complet et soulagé en position assise jambes pendantes au bord du lit
- la très évidente fatigabilité, voire la profonde asthénie suivant les accès de dyspnée.

Discussion

La sévérité de ce cas clinique aussi bien que la plus élémentaire prudence interdisent de modifier pour le moment en quoi que ce soit le traitement en cours. On ne peut que proposer à la patiente un traitement d'appoint homéopathique visant à :
- diminuer son anxiété
- atténuer les effets iatrogéniques de sa polychimiothérapie
- améliorer son confort respiratoire dans l'optique secondaire de réduire ultérieurement la posologie de sa corticothérapie.

Traitement :

Thuya occidentalis 9 - 15 - 30 CH, 3 doses à 48 heures d'intervalle
Silicea 30 CH, 5 granules le dimanche
En semaine, alterner le matin 3 granules de *Calcarea carbonica* 9 CH, et *Arsenicum album* 9 CH, et le soir 3 granules de *Dulcamara* 7 CH et de *Stannum metallicum* 9 CH.
En cas de crises paroxystiques alterner 3 granules de *Antimonium tartaricum* 7 CH et de *Kalium carbonicum* 7 CH.

Commentaire :

Thuya est justifié par la nécessité d'agir sur le terrain sycotique. *Silicea*, outre qu'il continue cette action de *Thuya*, du fait de sa position charnière de médicament psoro-sycotique, par son action anti-inflammatoire et anti-infectieuse, contribue à atténuer les signes généraux (frilosité, fatigabilité, hypersécrétion, hypersudation).

Calcarea carbonica est indiqué par son action eutrophique sur la charpente musculo-élastique du poumon chez une malade de constitution carbonique accentuée, anxieuse et à la transpiration généralisée. *Arsenicum album* répond à l'anxiété désespérée d'une malade irritable dans ses moments de sthénicité, mais habituellement asthénique, frileuse, et surtout au tableau clinique d'insuffisance ventriculaire droite et d'hypertension artérielle pulmonaire de cette asthmatique.

Dulcamara, en renforçant les défenses contre l'humidité froide, vise à espacer les poussées de surinfection et *Stannum metallicum* : à diminuer l'importance de la bronchorrhée. Enfin, les signes généraux et les modalités respectives de *Antimonium tartaricum* et *Kalium carbonicum* suffisent à leur prescription en cas de crises.

Deuxième consultation : 26 février 1981

La malade est manifestement plus détendue : la survenue d'une seule crise dyspnéïque importante ayant nécessité l'augmentation temporaire de la corticothérapie l'a un peu rassurée sur son état.

Cependant, l'expectoration s'est récemment accrue du fait du réchauffement d'une pansinusite mais si la respiration reste sifflante à l'auscultation, il n'existe pas de râles audibles. Les points sinusiens sont sensibles à la pression bien que la rhinorrhée soit en voie de tarissement. La tension artérielle est inchangée, la tachycardie ramenée à 120 pulsations/minute, mais l'hypoxémie toujours très nette au niveau des ongles bombés en verre de montre et cyanosés ; la polyglobulie est à 8 250 000 G.R.

D'autre part, est apparue sur les membres inférieurs une éruption de placards nummulaires non prurigineux et indolores, de couleur marron foncé, d'une dermo-épidermite nodulaire pour laquelle un diagnostic nosologique précis ne pourra être apporté par le dermatologue consulté et qui sera rapportée à une étiologie iatrogénique.

Traitement :

Dans le traitement précédent, on remplace *Arsenicum album* par *Carbo vegetabilis* 9 CH, dont on peu espérer un meilleur résultat sur l'hypoxémie et l'insuffisance cardiaque, ainsi qu'une action sur l'hypodermite. De même, on remplace *Calcarea carbonica* par *Thuya occidentalis* 9 CH, pour tenir compte de l'influence iatrogénique accrue et on prescrit 3 doses, à une semaine d'intervalle, de *Luesinum* 9 - 15 - 30 CH en raison de ces nodules fermes qui, à défaut d'être cuivrées, sont d'un brun foncé. Enfin, on ajoute 3 granules deux fois par jour de *Hydrastis canadensis* 5 CH pour achever de tarir la sinusite.
La navigation thérapeutique se fait encore manifestement à vue !...

Troisième consultation : 11 mai 1981

L'aggravation récente de la dyspnée, à l'occasion d'un épisode aigu fébrile intercurrent de sinusite, a été rapidement contenue par 3 doses trois jours de suite de *Phosphorus*

9 - 15 - 30 CH, sans augmentation de la corticothérapie. Concurrement, deux saignées pratiquées par le service hospitalier qui la suit de façon régulière concomitante, ont artificiellement abaissé la polyglobulie à 7 130 000 G.R. Le poids est augmenté : 51 kg. La respiration reste sifflante et superficielle à l'auscultation, sans râles, avec dyspnée au moindre effort ; la tension artérielle est à 11,5/7, le pouls à 114. La patiente se plaint d' «aérophagie», le rebord hépatique est sensible à la palpation. Enfin elle signale une aggravation prémenstruelle habituelle de la dyspnée améliorée par l'arrivée du flux.

Traitement :

Phosphorus 15 CH le dimanche. En semaine, alterner le matin *Silicea* 15 CH et *Carbo vegetabilis* 9 CH, le soir *Thuya occidentalis* 9 CH et *Dulcamara* 9 CH. Enfin, *Lachesis* 15 CH huit jours avant les règles.

Quatrième consultation : 19 juin 1981

Extension des lésions d'hypodermite aux membres supérieurs et au thorax. Bronchorrhée bronchectasique apparemment maîtrisée mais dyspnée inchangée.

Traitement : identique

On ajoute cependant trois doses en échelle de *Medorrhinum* 9 - 15 - 30 CH pour renforcer l'action anti-sycotique de *Thuya*. De plus, on prescrit *Aspidosperma quebracho* 5 CH, trois granules deux fois par jour, médicament réputé pour son action tonifiante sur le poumon.

Cinquième consultation : 22 septembre 1981

Régression des lésions nodulaires thoraciques.
Amélioration clinique subjective : se déclare moins essoufflée et «gonflée». Cependant, l'acidose respiratoire et l'altération des gaz du sang montrent peu de changement. Très énervée avant ses règles, elle perd le sommeil et en rend responsable le **Risordan** qu'elle affirme mal supporter.
L'ophtalmologiste consulté confirme la responsabilité de ce médicament dans la genèse d'une hypertension intra-oculaire. L'inspiration est très gênée par une importante polypose nasale, témoin de la sinusite sous-jacente.

Traitement :

Silicea est remplacé par *Apis mellifica* 15 CH pour la polypose nasale et *Dulcamara* par *Natrum sulfuricum* 9 CH d'action équivalente mais ayant un pouvoir supplémentaire sur l'imbibition des tissus. Des prises de *Lachesis* 15 CH seront effectuées tous les cinq jours à partir de l'ovulation.

Surtout on profite de l'intolérance au **Risordan** pour le supprimer et le remplacer par deux prises de *Cactus grandiflorus* 9 CH quotidiennes, qui devraient agir aussi bien que les dérivés nitrés sur l'hypertension artérielle pulmonaire.

Sixième consultation : 26 novembre 1981

Au décours d'une rhino-trachéobronchite, crise d'asthme sévère et coma respiratoire brutal le 26 octobre nécessitant trois jours de ventilation assistée, antibiothérapie et corticothérapie : amélioration rapide avec disparition complète de l'encombrement bronchique et de la symptomatologie bronchospastique. Les gaz du sang à la sortie sont comparables aux chiffres initiaux : PO2 = 7,6 kpA, PCO2 = 6,5 kpA, pH = 7,45, réserve alcaline = 34 mmol.

Mais l'observation note : «la spirométrie que nous avons pratiquée en fin de séjour montre une amélioration relative des volumes et des performances ventilatoires par rapport à février 1980 : la capacité vitale est de 68% de la valeur théorique, le rapport de Tiffeneau à 40%, le volume résiduel est diminué passant de 5,93 litres à 3,03 litres et les performances ventilatoires maxima/minute tournent autour de 50% de la valeur théorique». Ce jour le poids est de 53kg, la tension artérielle identique, le pouls à 106. Disparition de la polypose nasale. Syndrome prémenstruel très accusé.

Traitement :

Identique, mais *Lachesis* 9 CH remplace *Apis mellifica.*
On recommande, en cas de nouvelle menace d'oedème aigu pulmonaire, le recours à la prise répétée de *Ethyl sulfur dichloratum* 5 CH.

Année 1982 :

Au terme de la première année de traitement, le résultat n'est pas spectaculaire. On note toutefois une légère amélioration objective et la diminution progressive du nombre annuel de consultations : en 1982 **Madame M. ne consultera que 4 fois en février, mai, septembre et décembre**.

La corticothérapie est poursuivie à la même posologie, mais les accès de dyspnée qui accompagnent les surinfections des voies respiratoires n'en nécessitent plus l'augmentation car ils sont bien contrôlés par *Ethyl sulfur dichloratum.*

Enfin, *Folliculinum* 30 CH prescrit le septième jour du cycle régularise un cycle qui se raccourcissait et atténue sensiblement l'aggravation prémenstruelle de l'insuffisance respiratoire. Les gaz du sang gardent leurs valeurs précédentes, mais la tachycardie décroît régulièrement de 94 en février à 85 en mai, 80 en décembre. Enfin en décembre la polyglobulie descend à 6 280 000 G.R.

Année 1983 :

Trois consultations en mars, juillet et octobre.
Malgré la diminution progressive du **Celestene** en cours d'année à 1 mg, puis à 0,75 mg en mai et 0,50 mg en octobre, la polyglobulie passe de 5 900 000 G.R. en février à 5 200 000 G.R. en octobre, et l'hémoglobinémie tombe à 15,7 g. Les gaz du sang fluctuent en raison de la diminution des corticoïdes mais le taux de PCO2 = 5,9 et de PO2 = 8,3 a pu être atteint.

A signaler que depuis mars l'oxygénothérapie est effectuée par sonde nasale à débit de 0,75 litre par minute au moyen d'un appareil extracteur d'oxygène Kinox II. cependant l'amélioration clinique ne laisse pas d'intriguer le service hospitalier qui suit la malade, classée comme «devant évoluer vers une insuffisance respiratoire chronique progressive» inéluctable 2 ans auparavant et on la presse de dire qu'elle suit en cachette un autre traitement que celui institué, ce qu'elle n'ose avouer.

Sur le plan homéopathique, les mêmes médicaments sont continués, généralement à une dilution supérieure et en prises plus espacées.

Année 1984 :

Trois consultations en février, juin et octobre. Prise pondérale régulière jusqu'à 57kg. La polyglobulie continue à décroître, le taux de 4 670 000 G.R. a été atteint en août. Les gaz du sang s'améliorent encore : PCO2 = 5,1 kpA, PO2 = 8,6 kpA.

Persistance d'une légère hyperleucocytose entre 10 000 et 12 000 globules blancs témoignant d'une petite infection respiratoire pour laquelle on ajoute *Pyrogenium* 9 CH trois fois par semaine. Pour la période hivernale *Psorinum* 15 CH et *Influenzinum* 15 CH sont prescrits à raison de 5 granules en alternance une semaine sur deux. Du fait de l'accentuation des tremblements dus à la **Theophylline** cette dernière a été remplacée par 3 comprimés de **Theolair** qui ne seront pas mieux tolérés. Trois prises de **Ventoline** par 24 heures seront mieux acceptées.

Année 1985 :

Trois consultations en janvier, avril et octobre.
Le cours de la maladie est toujours perturbé par des épisodes rhinopharyngés qui font fluctuer l'hyperleucocytose ; il s'y ajoute un certain état d'allergie ou d'hypersensibilité que traduisent des taux d'eosinophilie allant jusqu'à 11%. Mais le PCO2 descend à 4,9 kpA et le PO2 monte à 8,9 kpA. Les épreuves fonctionnelles s'améliorent encore. On ajoute transitoirement *Poumon histamine* 15 CH et *Serum de yersin* 9 CH.

Année 1986 :

Deux consultations en février et septembre.
Le service hospitalier constate que Madame M. «est tout à fait équilibrée sur le plan de son asthme».

Malgré quelques inévitables mais légères infections des voies respiratoires supérieures, les gaz du sang restent corrects (PCO2 = 4,8 kpA, PO2 = 9,3 kpA) et l'éosinophilie décroît progressivement jusqu'à un taux de 1%, tandis que le nombre de globules rouges se stabilise autour de 5 000 000.

Le traitement homéopathique reste à peu près identique tandis que le **Celestene** est diminué à 1/2 comprimé le matin et 1/4 le soir et la **Theophylline** à 1 comprimé et 1/2 ou 2 comprimés par jour suivant besoin.

Année 1987 :

Deux consultations en avril et octobre.En mars le service de physiopathologie respiratoire écrit «...du fait que les derniers examens biologiques, notamment l'hématocrite, se trouvent à des valeurs tout à fait satisfaisantes.../...le problème posé est celui de la poursuite ou non de l'oxygénothérapie à domicile, étant donné que depuis 1982/83, l'évolution de l'insuffisance respiratoire est telle que l'hypercapnie a disparu et que la PO2 se situe à un niveau supérieur ou égal à 68 mm de mercure»

De fait, l'oxygénothérapie est abandonnée spontanément par la malade et la suppression du Celestene progressivement acquise sans altération de la fonction respiratoire à la fin de l'année.

Depuis 1987, la malade est revenue deux fois par an en 1988, 1989 et 1990. L'état respiratoire se maintient tout à fait correctement au prix d'un ajustement de son traitement en fonction des affections intercurrentes présentées : inhalations de **Becotide 250** en cures intermittentes, de **Ventoline** à la demande, éventuellement prise de **Theophylline. Le traitement homéopathique est adapté à la symptomatologie du moment et ne présente pas d'intérêt particulier.**

S'il en était besoin, cette longue observation sur 10 ans pourrait avoir pour but de montrer l'efficacité de la synergie d'un traitement allopathique et d'un traitement homéopathique dans une pathologie particulièrement sévère au départ.

Dr Yves Saint-Jean

Observation n° 2

Madame Patricia R., coiffeuse, née en novembre 1965, consulte en 1988 sur les conseils de sa belle-famille pour des troubles gynécologiques et un état général déficient.

Antécédents :

- puberté à 14 ans : irrégularités menstruelles majeures et dysménorrhée douloureuse depuis
- cystites et pyélonéphrites récidivantes à partir de 1983 traitées par antibiothérapie itérative
- intervention en 1985 pour exérèse d'une tumeur maligne du thymus au C.H.U. régional. Chimiothérapie et cobaltothérapie complémentaires suivies par immunBCG en scarification que la malade suit depuis 2 ans 1/2 et dont l'arrêt est prévu pour août 1988
- recrudescence concomitante depuis 1987 de la fréquence des crises de cystite et de pyélonéphrite
- découverte en juillet 1986 de condylomes génitaux traités par cautérisation ; récidive fin 1987 des condylomes génitaux objectivée par le frottis vaginal.

Première consultation : 18 janvier 1988

Patiente mince et brune, T = 1,59m, P = 50kg, qui paraît assez réticente, voire méfiante de prime abord vis à vis du corps médical en général. Elle laisse entendre qu'elle ne se fait guère d'illusions sur son état.

Elle a arrêté sa contraception orale depuis mai 1987 mais prend encore de façon intermittente et plus ou moins anarchique du **Duphaston** pour provoquer ses règles. Celles-ci sont douloureuses, assez abondantes (5 jours) et s'accompagnent d'une pesanteur pelvienne.

Elle présente un état asthéno-anxieux actuellement focalisé essentiellement

- de façon un peu obsessionnelle, mais compréhensible, sur la persistance de ses condylomes génitaux
- secondairement sur l'insuffisance circulatoire de ses membres inférieurs : lourdeur des jambes et oedème vespéral accentués par la station debout prolongée nécessitée par son métier.

La tension artérielle est basse : T.A. = 11/6.

Traitement :

Folliculinum 30 CH, le septième jour du cycle menstruel
Medorrhinum 30 CH, 5 granules deux fois par semaine à jeun
Thuya occidentalis 15 CH, 5 granules deux fois par semaine à jeun
Silicea 15 CH, 3 granules tous les autres matins à jeun.
Le soir au coucher alterner 3 granules de *Sepia* 15 CH et de *Nitricum acidum* 15 CH.

Commentaires :

La sévérité de la pathologie exclut de modifier la poursuite du traitement immunomodulateur en cours. Le caractère iatrogène des traitements subis impose à l'évidence la nécessité d'axer le traitement homéopathique sur les médicaments du mode réactionnel sycotique et d'accroître ses défenses immunitaires.

Thuya répond à ces objectifs, tant au caractère dépressif et obsessionnel qu'à la persistance de la pathologie pseudotumorale génitale. Biothérapique du mode réactionnel sycotique *Medorrhinum* renforce l'action de *Thuya* dans ce domaine et particulièrement vis à vis des condylomes génitaux pour lesquels il reçoit l'appui de *Nitricum acidum* spécifique de ce type de lésions. *Silicea* est indiqué de fait de la poursuite de l'immunothérapie au BCG.
Outre son action sur le comportement introverti et inquiet, *Sepia* s'adresse aux troubles circulatoires de la malade sans qu'il soit possible de dire s'il s'agit de son remède de type sensible. Enfin *Folliculinum* se trouve justifié par son action régulatrice sur le cycle menstruel.

Deuxième consultation : 16 mai 1988

La patiente n'a plus aucun traitement hormonal. Le cycle génital est à peu près régulier, sauf en avril ou un cycle de 45 jours peut être expliqué par un stress émotionnel. Les règles sont douloureuses avant leur déclenchement ainsi que les deux premiers jours, où la patiente dit être de mauvaise humeur et comme «gonflée». Cependant elle n'a eu qu'un seul épisode de cystite légère due à une restriction hydrique et vite résolue par une simple cure de diurèse.

Une visite gynécologique récente confirme par ailleurs la persistance des condylomes du col.

Madame R. se plaint d'une colopathie fonctionnelle flatulente avec ballonnements importants et tendance à la constipation atonique. Sa T.A. est basse à 10,5/6. A l'examen on note la présence de nombreuses petites exostoses sensibles tout le long de la cicatrice de sternotomie comme un chapelet de petits cals osseux.

Les scarifications de BCG sont toujours pratiquées tous les 15 jours et sont suivies d'une suppuration, puis d'une cicatrisation inflammatoire pendant plusieurs semaines.On note un léger amaigrissement : P = 48,5kg, mais la thymie est considérablement améliorée.

Traitement :

Continuer *Folliculinum*, même posologie.
Tuberculinum 9 CH, *Natrum muriaticum* 9 CH, une dose de chaque à 48 heures d'intervalle en raison de la poursuite de la BCGéisation. d'une part, de la tendance à l'amaigrissement et de l'asthénie d'autre part, et à répéter trois mois de suite.
Thuya 9 CH, le dimanche.
En semaine à jeun alterner *Medorrhinum* 30 CH et *Silicea* 30CH.
Le soir au coucher alterner *Nitricum acidum* 15 CH et *Sepia* 15 CH.

Troisième consultation : 24 octobre 1988

Le traitement à l'immunBCG a été arrêté en août comme prévu.
Malgré l'arrêt également du traitement homéopathique depuis 2 mois environ, à l'occasion des vacances, la patiente continue d'aller bien sur le plan digestif, le transit intestinal s'étant normalisé. Les cycles menstruels sont longs mais réguliers, les flux abondants moins douloureux. Il existe toutefois une dyspareunie importante due à une sensation de brûlure au cours des rapports sexuels par suite de la sécheresse vaginale. Enfin une crise de cystite récente intercurrente a été très rapidement enrayée par la prise de *Cantharis* 15 CH, prescrit en fonction des modalités de la douleur mictionnelle.

Traitement :

Le dimanche alterner *Thuya* 15 CH et *V.A.B.* 15 CH : *V.A.B.* ou (BCG) trouve tout naturellement son indication après la fin de l'immunothérapie au BCG.
Les autres jours, à jeun, alterner *Medorrhinum* 15 CH et *Nitricum acidum* 15 CH. Le soir alterner *Graphites* 15 CH et *Radium bromatum* 15 CH : *Graphites* répond à l'irritation de la muqueuse vaginale et à l'anaphrodisie secondaire. *Radium bromatum* me paraît convenir de façon fiable et constante à la sensation de sécheresse muqueuse et de brûlure consécutive chez les irradiés. La relative ancienneté du traitement radiothérapique subi par cette patiente ne diminue en rien l'intérêt de sa prescription.

Quatrième consultation : 9 octobre 1989

Absence de crise de cystite depuis 1 an.
Régularisation du cycle génital, mais flux toujours abondant et douloureux. Anémie discrète avec sidérémie limite mais ferritinémie effondrée.

Disparition des condylomes du col. Candidose génitale récente. P = 47,5kg. Hypotension à 9/5 avec syndrome vertigineux orthostatique et tachycardie régulière à 84. Céphalées en casque occipito-frontales, à prédominance droite, avec sensation d'yeux tirés en arrière, intermittentes.

Traitement :

Medorrhinum 15 CH et *Nitricum acidum* 15 CH en alternance le dimanche, par mesure de sécurité malgré la disparition des condylomes.

Sepia 15 CH et *Ferrum metallicum* 15 CH en alternance le matin des autres jours, pour l'hypotension et l'anémie.
Cocculus indicus 7 CH et *Sanguinaria canadensis* 7 CH en alternance le soir, pour le syndrome vertigineux d'une part et les céphalées périodiques d'autre part.

Cinquième consultation :

Discrets signes sympathiques d'une grossesse de trois mois environ : nausées, intolérance aux odeurs, hypersomnie, sécheresse buccale, lourdeur des jambes. Normalisation de la sidérémie : 13,9 umol/l. P = 51,5kg, T.A. = 10,5/5. Tachycardie régulière à 104. Le dernier frottis vaginal effectué montrait «une muqueuse de bonne trophicité, l'absence d'arguments cytologiques en faveur d'une lésion virale ou dysplasique et un aspect d'ectropion en remaniement métaplasique».
Chloasma facial.

Traitement :

Thuya 15 CH, une fois par semaine
Les autres jours, alterner le matin *Sepia* 15 CH et *Ignatia* 15 CH et le soir *Calcarea fluorica* 7 CH et *Nux moschata* 7 CH.
Colchicum autumnale 7 CH en cas de nausées.

Sixième consultation : 27 aout 1990

Sixième mois de grossesse P = 56kg. T.A. = 10/5. Tachycardie identique. Excellent état général. Constipation atonique banale.

Traitement :

Thuya 15 CH une fois par semaine.
Les autres jours, alterner le matin *Sepia* 15 CH et *Calcarea fluorica* 9 CH. Pour la constipation *Graphites* 7 CH un jour sur deux.

Septième consultation : 12 novembre 1990

Entre dans son neuvième mois de grossesse. Anémie microcytaire à 3 780 000 G.R. Hémoglobine à 11,1 G/L. P = 59kg. T.A. = 11/6. Vient de faire deux accès de migraine ophtalmique typiques.
Inquiétude de fin de grossesse.

Traitement :

Sepia 15 CH alterné avec *Gelsemium sempervirens* 15 CH le matin et *Sanguinaria canadensis* 9 CH avec *Calcarea fluorica* 15 CH le soir.

Huitième consultation : 17 décembre 1990

Accouchement le 7 décembre d'un garçon de 3,350kg. Très fatiguée par l'allaitement. Nouvel accès de migraine ophtalmique récent. P = 52kg. T.A. = 10/6. Pouls = 72. Lente cicatrisation de l'épisiotomie. Crevasse douloureuse des mamelons.

Traitement :

Sepia 15 CH alterné avec *China* 15 CH pour l'asthénie post-partum
Staphysagria 15 CH alterné avec *Calcarea fluorica* 15 CH pour faciliter la cicatrisation.
Castor equi 5 CH pour les crevasses des mamelons.

Dr Yves Saint-Jean

Observation n° 3

Madame B. Simone, solide viticultrice de 52 ans, consulte le 25 septembre 1989 pour :
- une périarthrite scapulo-humérale gauche
- une arthrite subaiguë inflammatoire de la main et du poignet droits concomitante.

Cette patiente est connue depuis plusieurs années pour des épisodes divers de tendinites, myalgies, rachialgies, déclenchés par l'exposition aux intempéries et le surmenage au cours des travaux de la vigne. Actuellement, elle est traitée depuis plusieurs semaines par des anti-inflammatoires dont le résultat le plus net a été de réveiller une hernie hiatale muette jusque là.

Le bilan sanguin apporté est strictement normal à l'exception d'une élévation modérée de la vitesse de sédimentation à 30/75. Mais les réactions de Waaler-Rose, du test au latex, le dosage des anticorps antinucléaires sont négatifs et le taux des antistreptolysines inférieur à 200. La radiographie du poignet montre une arthrose à prédominance droite avec pincement de l'interligne scapho-trapézoïdien, des nodosités d'Heberden au niveau de l'interphalangienne distale de l'index droit, une rhizarthrose avec ostéophytose interne.

La plainte de la patiente paraît par ailleurs majorée par un état asthéno-dépressif larvé soustendu par des troubles ménopausiques importants (fortes bouffées congestives de la face et palpitations), réactivés par un deuil familial récent.

Lorsque sur le seul vu des clichés du poignet (la radiographie de l'épaule n'ayant pas été prescrite), le radiologue lui conseille une infiltration de corticoïdes, Madame B. se rappelle le bénéfice tiré des traitements homéopathique antérieurs.

Examen :

Le poignet droit est très légèrement enflé et chaud, sans modification de la coloration des téguments en regard. La palpation des os du carpe, la mobilisation de l'article, la chaleur locale aggravent la douleur ; le port d'un bandage n'a apporté aucun confort.

L'épaule gauche hyperalgique est littéralement bloquée ; la douleur permanente, à type de rongement, est aggravée par le froid, la mobilisation, principalement la nuit, obligeant à se relever et à marcher. L'entrainement de l'omoplate se produit dès le début du mouvement d'abduction qui est limité à une amplitude inférieure à 45°. La mobilisation passive permet toutefois d'obtenir une abduction à 90° après passage forcé d'une sorte de ressaut douloureux. Enfin les mouvements effectués contre résistance déclenchent une douleur suraiguë signant la participation tendineuse.

Discussion :

Il s'agit d'un problème rhumatologique aigu dont la seule difficulté réside dans la disparité d'expression symptomatologique de deux localisations distinctes.
En ce qui concerne la main et le poignet le médicament qui paraît le mieux adapté à la symptomatologie de l'inflammation locale est *Apis mellifica* pour les raisons suivantes :
- oedème discret
- aggravation par la chaleur
- hyperesthésie à la palpation.

La fixité de la douleur et l'aggravation par la chaleur font éliminer *Ferrum phosphoricum* qui aurait pu être dans le cas de ce rhumatisme subaigu, de même que la modalité thermique précédente et l'inconfort procuré par le bandage éliminent *Bryonia alba*.
Pour ce qui est de l'épaule, l'absence de radiographie ne permet pas de savoir s'il s'agit ou non d'une périarthrite calcifiante ; à défaut de pouvoir prescrire un médicament sur des données anatomo-pathologiques patentes, force est de baser le traitement sur les signes caractéristiques recueillis. *Ferrum metallicum* correspond aux modalités suivantes retenues :
- aggravation par le froid
- aggravation par l'immobilité
- aggravation la nuit
- localisation à l'épaule gauche.

Un autre médicament (de latéralité droite contingente) présente des symptômes similaires : *Magnesia carbonica* est un médicament de douleurs vives, fulgurantes, aiguës à exacerbation nocturne. Il pourra être indiqué dans les épisodes hyperalgiques nocturnes qui ne laissent pas de repos à la malade.

Traitement :

Sepia 15 CH, 3 doses à 15 jours d'intervalles : ce médicament s'adresse au contexte asthéno-dépressif ménopausique, l'évidence de la nécessité de sa prescription reste bien entendu criticable. *Apis mellifica* 9 CH, 3 granules deux fois par jour, le matin et à midi : cet horaire de prescription pour ce médicament d'action rapide mais courte, couvre bien cependant la durée d'aggravation diurne de la douleur au poignet. *Ferrum metallicum* 9 CH, le soir au coucher, et *Magnesia carbonica* 15 CH, en cas de paroxysmes douloureux nocturnes de l'épaule.
Une radiographie de l'épaule est demandée.

Résultat de la radiographie : 1er octobre 1989

«Volumineuse calcification se projetant dans la bourse séreuse sous-acromio-deltoïdienne. Une autre calcification se projette dans le récessus inférieur de l'articulation scapulo-humérale, en contact avec le sous-scapulaire. La hauteur des parties molles inter-acromio-tubérositaires est préservée. Pas d'anomalie de l'interligne omo-huméral ni de la structure osseuse.

Conclusion : périarthrite scapulo-humérale calcifiante».

Le traitement précédemment prescrit garde toute sa valeur mais on ajoute *Solanum malacoxylon* 9 CH une fois par jour avant le repas du soir, en raison de la calcification articulaire sur laquelle le remède à une action spécifique.

Deuxième consultation : 11 octobre 1989

La patiente consulte en urgence : elle n'a pas dormi de la nuit du fait d'une crise suraiguë de périarthrite scapulo-humérale vraisemblablement occasionnée par la lyse brutale des calcifications et l'envahissement soudain de la bourse séreuse articulaire par des micro-cristaux d'hydroxy-apatite de calcium libérés par *Solanum malacoxylon.* En revanche la douleur et les symptômes inflammatoires du poignet et de la main ont totalement disparu. A l'examen l'épaule est totalement gelée : tout mouvement est impossible et la palpation même légère de l'article est insupportable.

Traitement :

Bryonia alba 30 CH, trois granules toutes les trois heures ; espacer les prises au fur et à mesure de l'amélioration. Arrêt des autres médicaments. Espacer les prises de *Solanum malacoxylon* 9 CH à 5 granules une fois par semaine et ajouter, avant les repas, 10 gouttes de *Solanum malacoxylon* 6 D.

Commentaire :

La lyse brutale n'est pas exceptionnelle avec *Solanum malacoxylon* et il faut en avertir les patients. Toutefois la rapidité avec laquelle elle s'est produite dans ce cas (10 jours) est plutôt rare. L'hypersensibilité de cette patiente à ce médicament a donc motivé la modification thérapeutique ci-dessus.
Le carctère aigu et l'atteinte synoviale ont dicté le choix de *Bryonia alba.*

NB : la crise aiguë n'a duré que 48 heures, ce qui est la règle en général, puis la douleur est redevenue très supportable.

Troisième consultation : 4 décembre 1989

Disparition de toute douleur spontanée ou provoquée au niveau de l'épaule gauche. Mobilité fonctionnelle complète et indolore de l'articulation scapulo-humérale gauche.
On prescrit par sécurité *Solanum malacoxylo*n à la même posologie en attendant le cliché de contrôle.

Quatrième consultation : 16 janvier 1990

Par négligence la **radio de contrôle** vient seulement d'être faite. Le compte-rendu note «la disparition des calcifications importantes vues sur les clichés de septembre 1989 au niveau de la bourse sous-acromio-deltoïdienne et dans le récessus inférieurs de

l'articulation scapulo-humérale.
Conclusion : aspect normal ce jour».

On notera pour la petite histoire le commentaire oral du radiologue. Lors de la première consultation, impressionné par le volume des calcifications, il avait conseillé à la patiente de consulter un chirurgien pour en pratiquer l'ablation. Etonné d'une si complète et si rapide disparition, mais apprenant que la malade avait suivi un traitement homéopathique, il affirmera : «ces calcifications disparaissent souvent toutes seules !».

En tout cas Madame B. est ravie et se porte à merveille depuis la guérison de sa périarthrite : sa thymie est excellente comme si, ajoute-t'elle, «ça lui avait donné un coup de fouet».

Dr Yves Saint-Jean

Observation n° 4

Monsieur Yvan B., tourneur sur métaux, né en 1933, n'accuse aucun antécédent pathologique jusqu'à l'âge de 55 ans où il subit un traitement sclérosant pour des hémorroïdes internes.

Dans les suites immédiates de l'intervention se déclenche alors, fin 1988, un syndrome dysentérique rebelle avec selles muco-sanglantes. La coloscopie pratiquée conclut au diagnostic de recto-colite ulcéro-hémorragique et un traitement à la **Sulfasalazine (Salazopyrine)** est institué. Il doit être rapidement abandonné en raison de l'apparition d'une agranulocytose iatrogène.

En mars 1989 un lavement baryté montre un aspect typique de recto-colite hémorragique intéressant une partie du transverse, le sigmoïde et le rectum avec rétrecissement inflammatoire.

Le patient est sensiblement amélioré par un traitement qu'il croit être exclusivement phytothérapique : en réalité il reçoit sous le couvert d'un mélange de plantes une corticothérapie déguisée sous forme de doses filées de **Prednisolone (Solupred)**. La persistance de son inconfort intestinal le conduit à essayer un traitement homéopathique.

Première consultation : 31 aout 1989

Pour une taille de 1,68 mètres, Monsieur B. pèse 59kg. Il a maigri de 7kg depuis l'année dernière et se plaint d'une colopathie flatulente avec beaucoup de gaz intestinaux, d'épreintes et besoins urgents d'exonération, de ténesme fréquent. Les selles sont soit pâteuses soit liquides, le plus souvent sanglantes et/ou brûlantes.

La palpation abdominale montre un certain tympanisme mais est indolore. Actuellement le patient est en poussée évolutive et présente une diarrhée brûlante irritant le sphincter anal.

Sur le plan cardio-vasculaire tout est normal : T.A. : 13/7.
Auscultation cardiaque R.A.S., pouls régulier à 68/mn.

Le malade se montre plutôt réticent à l'interrogatoire dont le caractère investigateur est inhabituel pour lui et il ne reconnait aucun facteur psychogène ou allergique pouvant intervenir dans son état.

Traitement :

Thuya occidentalis 9 - 15 - 30 CH, 3 doses à 48 heures d'intervalle
Natrum muriaticum 15 CH, 5 granules le dimanche matin
Mercurius corrosivus 9 CH, le matin, et *Phosphorus* 7 CH, le soir, les autres jours
Raphanus sativus niger 5 CH, 3 granules à la demande en cas de ballonnement.

Commentaires :

Le caractère défectif des renseignements cliniques, étiologiques, comme symptomatologiques ne permet pas de rattacher de façon nette ou exclusive ce cas à l'un des grands modes réactionnels. Toutefois, le traitement chimiothérapique et corticoïde subi met en évidence une note sycotique alors que l'évolution par poussées successives et le remplacement d'une affection vasculaire (hémorroïdes) par des troubles digestifs (rectocolite) suggèrent une teinte psorique.

Les antécédents iatrogènes justifient donc la prescription de *Thuya occidentalis*, l'amaigrissement important, le comportement peu expansif celui de *Natrum muriaticum*, mais l'absence d'une similitude plus nette n'autorise pas une prescription plus fréquente qu'hebdomadaire, suffisante pour la reprise pondérale.

Mercurius corrosivus, en l'absence de signes objectifs pouvant indiquer d'autres médicaments de diarrhée brûlante, est le médicament d'action locale le plus adapté. *Phosphorus*, de par son action anti-hémorragique, convient parfaitement pour juguler les déperditions sanguines.

Enfin, *Raphanus sativus niger* intervient comme élément de confort intestinal pour permettre l'évacuation des gaz intestinaux.

Deuxième consultation : 22 décembre 1989

Le patient se déclare assez nettement amélioré : sur le plan local la diarrhée encore fréquente, glaireuse, fétide, muco-purulente est rarement sanguinolente. Le ballonnement post-prandial, amélioré par la chaleur, est beaucoup moins important. A l'examen on note une flatulence du transverse et de l'angle gauche, et un spasme du sigmoïde. Sur le plan général, Monsieur B. a repris 2kg et se sent plus en forme, son appétit est meilleur ; venant de le constater à l'occasion des fêtes, il signale une intolérance aux huîtres qu'il apprécie énormément cependant. Mais au cours d'une consultation intercurrente sa femme avait apporté des éléments intéressants concernant son comportement : elle s'était plainte en effet des difficultés de communication avec son époux, introverti, méfiant qui redoute de lui voir dilapider l'argent du ménage en dépenses qu'il estime exagérées pour des «folies diététiques» ; anxieux également il craint, sans raison à ses dires, qu'elle puisse le quitter et divorcer.

Enfin le médecin du travail signale avoir découvert au cours d'une visite systématique une hématurie microscopique avec oxalaturie.

Il faut signaler que les corticoïdes ont été arrêtés dès la première consultation.

Traitement :

Lycopodium 15 CH, le dimanche 5 granules à jeun
En semaine 3 granules le matin de *Arsenicum album* 9 CH et le soir 3 granules de *Phosphorus* 7 CH.

Commentaires :

Au cours de cette consultation le type sensible de *Lycopodium* se dégage assez nettement (comportement caractéristique, signes caractéristiques présents, oxalaturie). Cette notion de type sensible prend ici toute sa valeur du fait que le tropisme d'action électif de *Lycopodium* sur la sphère digestive le désigne tout naturellement pour le traitement de l'affection dont souffre le patient.

Sur le plan local *Arsenicum album*, très proche de *Mercurius corrosivus* sur le plan symptomatologique le remplace pour tenir compte de l'atténuation du ténesme.
Phosphorus est maintenu en raison de la persistance des rectorragies.

Troisième consultation : 13 juillet 1990

L'amélioration se poursuit sur le plan intestinal avec une diminution de la fréquence des selles à 3 par jour environ, généralement indolores et la cessation des exonérations nocturnes qui l'obligeaient à se lever.

Toutefois il persiste toujours un certain degré de ténesme en rapport avec la réapparition d'hémorroïdes, mais la rectorragie se limite à un saignottement saupoudrant la selle. A l'examen la flatulence abdominale est peu importante : sigmoïde et coecum sont indolores. L'existence d'une petite fissure anale peut expliquer la recrudescence du ténesme.

Traitement :

Identique à ceci près que *Phosphorus* est alterné avec *Nitricum acidum* 9 CH pour le traitement de la fissure.

Quatrième consultation : 9 novembre 1990

La rectocolite hémorragique est en période de rémission.
Alterner le dimanche *Lycopodium* 15 CH et *Arsenicum album* 15 CH.

Dr Yves Saint-Jean

Observation n° 5

Monsieur Edgard QU., né en novembre 1898, est un grand vieillard de 90 ans qui se trouve fin 1988 dans un état fort précaire. Il vient en effet de frôler l'exitus au cours d'un coma urémique dont il est ressorti très affaibli et stuporeux.

Le bilan biologique, outre l'hyperazotémie montre une anémie macrocytaire chronique. Le médecin traitant conseille l'hospitalisation en vue d'une dialyse, ce que le malade et sa famille refusent obstinément d'envisager. Le malade ne reçoit pour traitement qu'une digitalisation classique. C'est dans ce contexte qu'est demandée la prise en charge homéopathique.

Première visite : 7 octobre 1988

Le malade est grabataire ; il vit dans l'obscurité, refusant de voir du monde mais se plaignant dans ses moments de lucidité d'être abandonné et perdu. La plupart du temps il est plutôt obnubilé et désorienté ; extrêmement asthénique, il refuse de se lever. L'interrogatoire est impossible et se résume aux déclarations de la famille.

Dans les antécédents on retrouve une énucléation de l'oeil gauche pour glaucome aigu et une intervention sur cataracte sans implantation au niveau de l'oeil droit. La vision est très réduite mais on peut se demander si le patient ne vit pas en mal-voyant par habitude psychique. En tout cas cette cécité fonctionnelle a profondément altéré son humeur et l'a conduit à se réfugier dans une apraxie totale.

A l'examen la tension artérielle est à 18/10, le rythme régulier à 84. Il existe un souffle systolique puissant de l'apex, irradiant vers l'aisselle, d'insuffisance mitrale, mais pas de signe évident de décompensation cardiaque : pas d'oedème des chevilles chez ce malade alité, pas de stase pulmonaire.

Le dernier bilan biologique montre une anémie macrocytaire modérée :

Erythrocytes	:	3 220 000/mm^3
Hémoglobine	:	11,1 g/100 ml
Hématocrite	:	32,6 %
Vol. glob. moy.	:	101,2 micron^3
T.G.M.H.	:	34,4 picog
Leucocytes	:	3 900/mm^3
Poly. neutro.	:	65 %

poly. eosino.	:	0 %
poly. baso.	:	2 %
lymphocytes	:	30 %
monocytes	:	2 %

urée = 0,98 g/l, créatinine = 21 mg/l, glycémie = 1,03 g/l, Na = 142 mmol/l, K = 4,6 mmol/l, C1 = 112 mmol/l, réserve alcaline = 22,2 mmol/l

Traitement :

Sans grand espoir, mais sur l'insistance de la famille, on prescrit :
Arsenicum album 15 CH, 5 granules tous les soirs
Ammonium carbonicum 3 D, une mesurette avant les deux principaux repas
Outre son action spécifique sur le rein, le myocarde et l'anémie, *Arsenicum album* correspond à l'asthénie profonde et à l'humeur dépressive du malade. *Ammonium carbonicum* apporte le secours de son action élective sur la diurèse dans ce cas d'insuffisance rénale chronique.

Deuxième visite : 14 novembre 1988

Aux dires de la famille le malade a recouvré une certaine vigilance bien qu'il n'y paraisse guère au cours de l'examen. Le bilan biologique s'est d'ailleurs peu modifié ; l'anémie macrocytaire est un peu améliorée à 3 720 000 G.R. ; les leucocytes sont à 6 400 avec une formule blanche identique, l'hyperazotémie à 0,89, autres paramètres restant pratiquement inchangés. La diurèse reste faible de l'ordre de 3/4 de litre par jour. **On poursuit le même traitement** en y ajoutant 5 granules de *Helleborus niger* 15 CH pour améliorer la diurèse.

Troisième consultation : 26 juillet 1989

Le traitement a été spontanément renouvelé par l'entourage et durant tout le premier semestre l'amélioration de l'état général a été progressive et continue. La vigilance est redevenue absolument normale et la reprise de la marche permet au malade de se rendre au cabinet de consultation. Il a repris du poids, son appétit étant meilleur.
Malgré qu'il cherche à s'occuper dans les limites de sa mal-voyance, sa thymie reste dépressive et sa faiblesse extrême. Le bilan biologique est pratiquement inchangé, l'hyperazotémie est à 0,86. La tension artérielle est à 17/9,5, l'état cardiovasculaire identique. Les membres inférieurs sont cyanosés.

Traitement :

Le matin alterner 5 granules de *Arsenicum album* 15 CH et de *Carbo vegetabilis* 15 CH. Le soir alterner 5 granules de *Naja tripudians* 9 CH et *Phosphorus* 7 CH.

Commentaires :

L'hypoxémie évidente nécessite la prescription de *Carbo vegetabilis. Phosphorus* à cause de son tropisme particulier pour les parenchymes nobles est indiqué pour améliorer le fonctionnement rénal et les performances myocardiques.

Naja tripudians n'est certes pas d'une absolue nécessité : cependant la présence du souffle mitral intense et la réputation acquise par le médicament sur les troubles valvulaires justifient sa prescription pour améliorer l'hémodynamique cardiaque.

Quatrième consultation : 31 octobre 1989

L'état général s'est encore amélioré. Cependant le malade se plaint d'une douleur brûlante du pied droit qui le gêne pour marcher. A l'examen le premier et le deuxième orteils du pied droit sont violacés et froids, et présentent de profondes escarres laissant l'os a nu. Le pouls tibial est imprenable. Il s'agit à l'évidence d'une gangrène sénile.

On poursuit le même traitement en remplaçant seulement *Phosphorus* par *Secale cornutum* 15 CH pour pallier les conséquences de l'artérite, étant donné qu'il n'avait pas été possible de faire préciser des modalités thermiques d'amélioration ou d'aggravation permettant de départager son indication de celle de *Arsenicum album*.

Cinquième consultation : 16 février 1990

L'amélioration trophique au niveau du pied a été rapide. Actuellement il ne persiste qu'une petite ulcération subunguéale de l'extrémité du deuxième orteil, qui reste cependant entièrement violacé. Le pouls tibial droit est toujours imprenable, mais les pouls poplité et fémoral sont parfaitement perçus et il n'existe pas de souffle sur le trajet artériel. La tension artérielle est à 16/7, le souffle systolique apexien inchangé. La frilosité est aggravé par la période hivernale et le malade se plaint d'une colopathie flatulente et d'une somnolence permanente.

Traitement :

Alterner le matin 5 granules d'*Arsenicum album* 15 CH et de *Secale cornutum* 15 CH. Alterner le soir 5 granules de *Nux moschata* 9 CH et de *Carbo vegetabilis* 15 CH, ces deux derniers médicaments pour répondre à la flatulence digestive et à la somnolence diurne.

En juillet 1990, le traitement est reconduit à la demande du malade qui en est satisfait.

Dr Gérard Sanchis

Observation n° 1

Motif de la consultation

Corinne J. âgée de 28 ans, consulte le 4 mai 1988 pour des condylomes génitaux récidivants depuis deux ans et demi.
Elle m'est adressée par le Chef de Clinique de Gynécologie Médicale.

Celui-ci depuis deux ans lui en fait l'exérèse quand ils apparaissent. Leur localisation est éparse sur toute la vulve et la région périanale.
Ils ne sont ni douloureux, ni prurigineux.
Les lésions sont en rapport avec un «papillomavirus».

Le timbre de voix de Corinne est clair et haut mais son visage reflète la fatigue. Son teint est jaune pâle. Ses yeux noirs dégagent une tristesse accentuée par des paupières sombres couleur marron, semblant maquillées.

Sur le plan gynécologique ses cycles sont réguliers et ses règles durent quatre jours : elles sont précédées, quand la patiente ne prend pas d'oestroprogestatifs par un syndrome prémenstruel avec tension mammaire et nervosité. Pendant cette période la susceptibilité et les larmes sont fréquentes.

- après une algoménorrhée initiale, tous les signes régressent. Alors le transit intestinal s'accélère avec des selles plutôt molles, et aqueuses.
- par périodes tous les 2 à 3 cycles, elle présente une leucorrhée jaune non prurigineuse, collante et malodorante.

Autres doléances

Après une coqueluche dans l'enfance, Corinne présente une dilatation des bronches. Son habitude de fumer (1 à 2 paquets par jour) aggrave une bronchite chronique pour laquelle on lui prescrit tous les trois mois un traitement antibiotique.

Les autres appareils

Cardiovasculaire

- Elle signale des fourmillements inconstants au niveau des pieds, avec sensation de froid glacé, non objectivée par la palpation

- A l'examen il existe un aspect cyanosé des membres infèrieurs.

Dermatologie

La peau est grasse, surtout au milieu du visage.
Les cheveux le sont aussi.
Les ongles sont fragiles et se dédoublent.

Osteoarticulaire

- Son squelette vertébral présente une attitude scoliotique depuis l'enfance en raison d'une asymétrie des membres inférieurs (G>D).

Antécédents personnels

- coqueluche dans l'enfance
- hépatite A en 1983
- deux gonococcies (1984 et 1987)
- Pytiriasis Rosé de Gibert également en 1987
- quelques verrues cornées plates aux genoux, il y a un an.

Antécédents familiaux

Son père est décédé d'un cancer osseux. Il présentait une fragilité pulmonaire (fumeur) et intestinale.
Sa mère est dépressive depuis 10 ans. Elle est soignée pour une insuffisance veineuse et des accès de tachycardie.

Signes caractéristiques et caractériels

- Corinne J. pratique irrégulièrement de la gymnastique, du footing, du canoë qui améliorent son état veineux
- même en dehors de ces activités elle transpire énormément des aisselles et un peu des pieds
- outre son tabagisme invétéré, elle boit régulièrement semble-t-il de la bière et des apéritifs
- elle aime beaucoup la moutarde, les cornichons et la mayonnaise.

Malgré son aspect triste, elle est impulsive, a horreur de la consolation et se confie peu. Elle est redoutée dans sa famille pour ses colères qui semblent se déclencher facilement.

Examen clinique

Note une T.A. à 10,5/6, soit légèrement plus basse que d'habitude.

Traitement proposé

En semaine, alterner, au coucher :
Sepia 15 CH, 3 granules les lundi, mercredi, vendredi
Nux vomica 9 CH, 3 granules les mardi, jeudi, samedi
Le dimanche alterner dans l'ordre les doses suivantes :
Thuya 30 CH
Medorrhinum 15 CH
Nitricum acidum 30 CH
Traitement pour trois mois.

Suivi

- Pendant deux ans la patiente ne consulte pas
- Elle vient en janvier 1990, pour un suivi de grossesse, florissante, gaie, son visage est transformé.
Elle n'a pas présenté de récidive des condylomes.
Elle ne fume plus.
Son teint est demeuré jaunâtre, et ses paupières restent cernées, elle est alors enceinte d'un mois et demi.
Elle met au monde le 3 septembre 1990 un garçon de 3 kg 200.

Commentaires

Le mode réactionnel sycotique domine avec les infections gynécologiques récidivantes, la bronchite chronique entretenue par l'intoxication tabagique, le traitement antibiotique et la prise de contraceptifs.
Il appelle les trois maîtres remèdes de cette réaction : *Thuya, Medorrhinum, Nitricum acidum.*

Nitricum acidum, médicament spécifique des condylomes vénériens à la conjonction cutanéo-muqueuse (*Cinnabaris, Sabina*) mais ils n'ont pas dans ce cas les caractéristiques spécifiques de douleur et de saignement «au moindre contact» de ce médicament. L'extrême irritabilité peut aussi correspondre à *Nitricum acidum*, ainsi que la tristesse.

Medorrhinum est évoqué du fait des gonococcies vraisemblablement à l'origine, lors de leur traitement, de l'apparition des condylomes, de même les selles molles et diarrhéiques pendant les règles (*Bovista*).

Thuya se retrouve dans l'aspect général de tristesse ; les sueurs abondantes (signe qu'il partage avec *Nitricum acidum*) ; la peau et les cheveux gras ; la fragilité des ongles ; la consommation ancienne et répétée d'antibiotiques.

Pour compléter ces médicaments du Mode Réactionnel Sycotique (MRS) nous trouvons à la jonction des deux terrains sycotique et psorique avec une teinte tuberculinique : *Sepia* avec son aspect général physique et sa tristesse ; mais aussi et surtout l'infection génitale chronique ; l'irritabilité ; le désir de stimulation par le sport qui améliore la stase veineuse.

Les attirances alimentaires ; l'aggravation par la consolation et le désir de solitude ; la sueur des aisselles ; la tension artérielle plutôt basse confortent *Sepia*.

Nux vomica, bon complémentaire de *Sepia* trouve ici sa tendance coléreuse facile (partagée avec *Nitricum acidum*) son attirance pour les excitants, alcool, tabac, et l'intoxication par ceux-ci.

Dr Gérard Sanchis

Observation n° 2

Motif de consultation

Samuel H. grand gaillard de 17 ans, aîné de 3 enfants consulte le 9 mars 1988 pour une ostéite du gros orteil gauche survenue à la suite de suppurations répétées.

Le 1er octobre 1986, il subit une intervention pour ongle incarné. Un an plus tard, au niveau du même orteil il présente une suppuration avec abcès qui nécessite une hospitalisation pour une deuxième opération.

En janvier 1988 la suppuration au niveau de l'orteil gauche réapparait. Des radiographies sont pratiquées ainsi qu'une scintigraphie qui concluent à des signes d'ostéite, au niveau du plateau tibial gauche.
- Le germe constamment isolé est Staphylococcus Aureus, également retrouvé lors d'une hémoculture (acné).

Antécédents familiaux

Sa mère présente des crises d'asthme par l'absorption de vin et au contact des poussières et acariens.
Elle a présenté à la fin de la grossesse de Samuel une poussée d'HTA avec albuminurie.
Insuffisance veineuse des membres inférieurs.
Elle présente de temps en temps des brûlures gastriques, non explorées.

Antécédents personnels

Samuel a présenté des rhinopharyngites à répétition ainsi que des angines dans l'enfance, ayant conduit à une adénoïdectomie.
Il a présenté quelques bronchites asthmatiformes.
Il porte des lunettes pour myopie et astigmatisme.

Signes caractéristiques

Ce grand jeune homme de 1m75 et 66 kg, pratique de façon régulière plusieurs sports.
Il transpire très facilement des mains et des pieds et de tout le corps.
Il est plutôt frileux.
Il a tendance à avoir des conjonctivites suppurées et une acné pustuleuse surtout

jugale et mentonnière.
La peau de son visage est grasse et luisante et on note des papules à la limite du cuir chevelu.

Samuel est timide, se ronge les ongles ainsi que les peaux qui les entourent.
Il aime la charcuterie et en particulier les saucisses de porc.
Ses gestes, sa démarche, son attitude un peu voutée, son regard au-dessus de la monture de ses lunettes lui donnent un aspect timide, craintif, manquant de confiance en lui.
Perfectionniste et lent dans son travail, il réussit bien en classe. Sa mère le qualifie d'hypersensible anxieux.

Traitement

Silicea 15 CH
Staphylococcinum 15 CH, 3 granules alternés le matin, un jour sur deux
Thuya 30 CH, 1 tube dose le dimanche en alternance
Natrum muriaticum 30 CH.

Commentaires

Le 9 mars 1988, lors de la première consultation, le tableau de suppuration chronique et d'ostéite impose *Silicea.* (*Siegesbeckia* est aussi un médicament de suppuration osseuse).

Confirmé par l'acné suppurée, les affections ORL récidivantes de l'enfance et les conjonctivites suppurées, *Silicea* est également évoqué par le caractère anxieux et craintif de Samuel qui, hypersensible, manque de confiance en lui malgré une intelligence vive. La frilosité de *Silicea* est retrouvée.

Staphylococcinum, ce biothérapique est prescrit en raison de l'étiologie et des résultats bactériologiques.

L'ensemble du tableau clinique d'infection traînantes évoque le mode réactionnel sycotique et appelle la prescription de *Thuya.*

*Silicea** médicament fiable et fidèle dans le traitement des ostéites est un médicament à la jonction des deux grands modes psorique et sycotique*.

Enfin, pour son aspect physique longiligne, sa timidité, son hypersensibilité, son visage gras et sa manie de ronger les peaux autour des ongles, *Natrum muriaticum* est évoqué.

Suivi

Samuel est revenu en consultation les 11/5/88, 29/8/88, 26/12/88 et 31/3/89, toutes les infections ont guéri.
Aucune n'a récidivé.
Seule l'acné a persisté.

Des radiographies pratiquées en Mars 1989 ont montré la disparition des images d'ostéite.

Pour son acné les médicaments choisis au cours des différentes consultations appartiennent au groupe des médicaments «tuberculiniques» (*Natrum muriaticum* ; *Sulfur iodatum*) et des médicaments en rapport avec une acné suppurée (*Hepar sulfur* et *Kalium bromatum*).

** Thèse de Médecine n° 184 présentée en 1988 à l'Université de Bordeaux II : Silicium et Silicea. Application dans les suppurations trainantes.*
Docteur Marie-Laure Desmonty. Premier Prix de Thèse L.H.F. 1988.

Dr Gérard Sanchis

Observation n° 3

Motif de consultation

Sophie née le 26 juin 1989 est le premier enfant de la famille R. ; née à terme par césarienne et allaitée pendant ses trois premiers mois.

Sa mère consulte le 26 janvier 1990, (Sophie est alors âgée de 6 mois), car depuis novembre 1989, soit deux mois, elle ne cesse d'avoir des quintes de toux ayant débuté lors de son entrée à la crèche.

Vers la mi-novembre Sophie a présenté une rhinite aqueuse dont l'écoulement est devenu purulent, d'aspect jaune-vert. Puis des complications pulmonaires sont apparues à type de bronchites asthmatiformes avec sibilants.

Des traitements successifs avec antibiotiques (entraînant des vomissements), bronchodilatateurs ont été suivis et surtout une kinésithérapie respiratoire. Cette dernière semble seule avoir été plus profitable à l'enfant.

Autres appareils

Rougeurs sur les pommettes, tantôt à droite, tantôt à gauche, avec sécheresse de la peau sur les joues.
Strabisme convergent de l'oeil gauche, congénital.
Selles normales.
Bon appétit.

Antécédents personnels

Début novembre 1989, vaccination par le BCG imposé pour l'entrée en Collectivité (avec menace d'exclusion si les parents ne font pas pratiquer la vaccination, quel que soit le calendrier des autres vaccinations et bien sûr quel que soit le terrain de l'enfant).

Antécédents familiaux

La grand-mère paternelle est «allergique» et présente des «migraines digestives».

Signes caractéristiques

Sophie R. présente une transpiration localisée de la tête lors de la prise des biberons et en début de nuit.

L'examen

Confirme à l'auscultation une bronchite spastique avec sibilants et ronchus présents dans les deux champs pulmonaires. La toux est émétisante et le visage s'empourpre lors des quintes.

Traitement proposé

Ipeca 9 CH,	3 granules
	2 fois dans la matinée
	2 fois dans l'après-midi
Antimonium tartaricum 9 CH,	de la même façon

Les granules sont écrasées au préalable dans une cuillère avec le dos d'une autre, fondues dans un peu d'eau et données au bébé.

* Sur trois jours donner :
  le premier jour : 1 tube dose de *Thuya* 30 CH
  le lendemain : 1 tube dose de *V.A.B.* 15 CH
  le troisième jour : 1 tube dose de *Silicea* 15 CH

* Poursuivre la kinésithérapie respiratoire.

A revoir dans une semaine.

Suivi

Le 30 janvier 1990
Sophie a bien réagi au traitement, elle ne tousse plus.
Un traitement de fond prend le relais.

- *Pulsatilla* 15 CH, 3 granules lundi - mercredi - vendredi
Le dimanche prendre en alternance :
- *Thuya* 30 CH, 1 tube dose
- *Silicea* 15 CH, 1 tube dose pendant un mois.

26 février 1990,
Consulte pour un léger rhume.
Tout est rentré dans l'ordre. Seul son strabisme inquiète sa maman.

Commentaires

Chez cette enfant dont le terrain, de par les antécédents familiaux, était plutôt psorique, le BCG a entrainé une évolution vers le mode réactionnel sycotique et tuberculinique.

Silicea tout d'abord sur cette seule notion, (BCG), avec en plus les sueurs faciles, les infections récidivantes et traînantes.

Thuya pour les mêmes raisons et pour l'étiologie «vaccination».

V.A.B. enfin qui est une dilution du vaccin BCG atténué.

Les médicaments symptomatiques de l'expression pulmonaire de la réaction :
Ipeca pour la toux émétisante, avec sibilants à l'auscultation.

Antimonium tartaricum pour cette même toux grasse avec ronchus à l'auscultation.

La dilution 9 CH a été retenue pour *Ipeca* car son efficacité dans les problèmes pulmonaires est régulièrement constatée et de plus elle est suffisamment éloignée des basses dilutions qui peuvent provoquer ou entretenir une toux, des nausées, ou des vomissements.

Pour *Antimonium tartaricum* cette dilution est également fidèle en pratique quotidienne pour faciliter ou diminuer l'expectoration. Selon le stade atteint.

Dr Gérard Sanchis

Observation n° 4

Motif de la consultation

Magalie H. née le 15/03/82, consulte le 17 mars 1988. Agée de 6 ans, plutôt maigre et fatiguée car elle présente une bronchite persistante depuis le mois de décembre 1987.
Elle tousse surtout le matin, et tous les 15 jours l'antibiothérapie qu'elle prend est inchangée sans que le tableau clinique soit modifié.

Pour des raisons professionnelles ses parents ont vécu trois ans en Lybie. Magalie y a présenté dès l'âge de 7 mois à 18 mois des rhinopharyngites et des bronchites. Pendant ces douzes mois elle a présenté de fortes poussées thermiques à 40°, surtout la nuit, de façon périodique tous les 28 jours sans que l'on sache pourquoi. La survenue de cette nouvelle bronchite qui dure depuis maintenant trois mois amène donc les parents inquiets à consulter.

Antécédents personnels

- Erythème fessier du nourrisson et eczéma sec, réparti sous forme de plaques par périodes sur les jambes
- Vaccinations : **Tétracoq** au troisième, quatrième, cinquième mois
  BCG au septième mois le 9/10/82
  Rouvax en juillet 87
- A eu deux fois des éruptions morbilliformes.

Antécédents familiaux

La mère présente un eczéma sec des extrémités et tousse régulièrement, car c'est une bronchitique chronique, fumeuse.
Ce tabagisme peut-être considéré comme un facteur aggravant pour les problèmes respiratoires de l'enfant.

Signes caractéristiques

- Magalie manque d'appétit
- Elle est attirée par le chocolat, la viande de porc, la charcuterie
- La nuit elle transpire de la tête, pendant la journée des pieds

- C'est une petite fille timide, parlant peu. Fille unique elle est habituée à jouer seule et semble se complaire dans la solitude
- Très minutieuse dans son travail, elle sait prendre son temps.

L'examen clinique

Retient son teint pâle.
A l'auscultation quelques râles sibilants sont perçus dans les deux champs pulmonaires.
Magalie vient de suivre une nouvelle semaine d'antiobiothérapie associée à des bronchodilatateurs et mucolytiques.
Au niveau de l'appareil ORL il existe une rhinorrhée jaune non irritante et abondante avec jetage postérieur.
On note quelques adénopathies sous maxillaires et par ailleurs, un transit accéléré avec en moyenne trois selles par jour.
La peau est sèche sur les membres et même sur le tronc et plus particulièrement sur le dos.
Sur ses ongles apparaissent quelques taches blanchâtres.

Traitement

China 5 CH, 3 granules le matin
Pulsatilla 15 CH
Silicea 15 CH, alterner un soir sur deux, 3 granules chaque soir.
Le dimanche prendre dans l'ordre suivant :
Thuya 30 CH, 1 tube dose
Aviaire 30 CH, 1 tube dose
Natrum muriaticum 30 CH, 1 tube dose.

Suivi

Le 25 mars 1988, soit une semaine après le début du traitement une bronchite reprend avec ronchus, sibilants, fièvre à 38°7. La joue droite est rosée, la gauche reste pâle.

Le traitement prescrit est :

Ipeca 9 CH,	2 fois matin et après-midi
Antimonium tartaricum 9 CH,	3 granules par prise
Ferrum phosphoricum 9 CH,	3 granules matin et soir.

Surseoir à la prise d'*Aviaire* dans deux jours et cesser le traitement journalier initialement prescrit.

- 3 jours après l'enfant va mieux.

On ajoute *Sulfur iodatum* 9 CH, 3 granules le matin pendant une semaine, et reprendre le premier traitement.

Un mois plus tard, le 26/04/88, Magalie va mieux mais elle présente de volumineux ganglions de la grosseur d'oeufs de pigeon, au niveau du cou. Nous diminuons alors la dilution des médicaments de semaine à 7 CH et en raison du manque d'appétit important, nous prescrivons *Natrum muriaticum* à la place de *Pulsatilla.*

Natrum muriaticum 7 CH
Silicea 7 CH,
3 granules de chaque alternées un jour sur deux.

Le dimanche donner les tubes dose dans l'ordre suivant :

- *Thuya* 30 CH
- *Silicea* 15 CH
- *Sulfur iodatum* 15 CH
- *Natrum muriaticum* 30 CH.

Une ampoule de **Vitadone Forte (vitamine D)** et **Fumafer** en raison de l'inflammation ancienne et de la formule sanguine qui objective une anémie ferriprive.

Le 30 juin 1988,
Elle va bien.
Ses adénopathies ont régressé en une semaine après le changement de dilution.
Son appétit est maintenant satisfaisant.
Dès qu'elle présente un début de bronchite sa mère lui redonne *Antimonium tartaricum* dès les premiers signes et tout rentre dans l'ordre en 24 heures.

En novembre 1988,
Toute symptopmatologie pulmonaire s'est amendée, le traitement de fond suivant est proposé :

- *Calcarea phosphorica* 15 CH
- *Silicea* 15 Ch
- *Psorinum* 30 CH
- *Sulfur iodatum* 15 CH.

Le dimanche 1 tube dose dans l'ordre indiqué.

Commentaires

Magalie présente un cas typique de mode réactionnel tuberculinique suite à une vaccination par le BCG.
Le choix des médicaments de ce terrain : *Natrum muriaticum, Silicea* et son complémentaire *Pulsatilla* nous a été suggéré tout d'abord par la réaction du 9 octobre 1982 au BCG. Celui-ci a été le point de départ du déséquilibre immunologique de cette enfant alors âgée de 7 mois.
La forte réaction ganglionnaire dans le mois qui a suivi le début du traitement en est encore une preuve.

Aviaire a été préféré comme isothérapique de ce mode réactionnel plutôt que

Tuberculinum, pour sa réaction plus douce sur un organisme sensibilisé.
Les volumineuse adénopathies ont semble-t-il signé la fin des problèmes respiratoires.

De cette observation il ressort que sur ce terrain tuberculinique, du moins en début de traitement, les dilutions moyennes (7 CH) de *Silicea* semblent préférables pour éviter une trop forte réaction ganglionnaire. On constate le mouvement de guérison souvent observé : de l'intérieur vers l'extérieur.

Dr Gérard Sanchis

Observation n° 5

Motif de consultation

Madame T. née le 28/09/1934 vient consulter le 12 janvier 1990 pour une hypertension artérielle labile aux alentours de 17 à 18 de maxima et de 9 à 10 de minima.

Par ailleurs elle se plaint de crises hémorroïdaires qui surviennent essentiellement périodiquement, et de bouffées de chaleur surtout nocturnes avec des sensations de vertige.

Des accès de tachycardie paroxystique accompagnent souvent ces bouffées de chaleur.
Elle ressent alors le besoin de marcher, de respirer le grand air.

La nuit ses pieds sont brûlants et elle ressent le besoin de les laisser hors du lit.
Des «impatiences» sont également ressenties la nuit, dans les membres inférieurs.
Cette HTA labile a débuté à la ménopause à l'âge de 47 ans. Elle est améliorée par le repos et en particulier lors de la cure thermale qu'elle effectue à Salies de Bearn (eaux chlorurées sodiques) chaque année en raison d'un utérus fibromateux.

Antécédents

- de son enfance qualifiée d'heureuse, elle retient pourtant de nombreuses colibacilloses urinaires jusqu'à l'âge de 15 ans.
  Actuellement persistent en moyenne deux cystites par an.

- Elle présente à 49 ans un glaucome à angle ouvert et depuis 5 ans elle prend donc un vasoprotecteur et un bétabloquant en collyre.

Elle aurait eu à plusieurs reprises des petites verrues du coin interne des yeux.

- Madame T. se protège du soleil qui peut provoquer une urticaire. Par ailleurs elle a présenté une urticaire géante après avoir mangé du saumon en conserve.

- Sur le plan gynécologique, a eu deux enfants et présente un utérus fibromateux.

Examen clinique

- On note sur la partie interne du genou droit une discrète varice, l'état veineux des membres inférieurs est par ailleurs satisfaisant.

- Un onyxis des deux pouces.

Madame T. a pour habitude de ronger les peaux qui entourent ses ongles.

Caractéristiques

Très active, s'occupe et se soucie beaucoup de ses enfants pourtant mariés, et de ses petits enfants qu'elle garde régulièrement.
Agée de 55 ans, son débit de parole est vif et constant.
Son teint est clair et ses yeux sont bleus.
Son visage s'empourpre au fur et à mesure de la consultation, gaie, elle rit volontiers, sauf lorsqu'elle évoque le décès de sa mère à la suite d'un cancer généralisé.

Cette mort l'a beaucoup affectée, elle a alors fait une dépression. Sa ménopause est alors apparue. Elle décrit depuis lors une tendance dépressive en cas de difficultés.

- Elle n'est pas frileuse
- Attirée par la bonne chère, elle relève volontiers les plats de cornichons et d'oignons. Ces derniers sont mal digérés.

Traitement

Pendant trois mois.

- *Sepia* 15 CH, 3 granules le matin alternés avec
- *Nux vomica* 9 CH
- *Lachesis* 15 CH, 3 granules tous les soirs
- *Thuya* 30 CH, 1 tube dose alterné le dimanche avec *Sulfur* 15 CH.

Suivi

Le 30/05/90
Elle est revenue en consultation alors qu'elle ne prend plus de traitement depuis deux mois.
Se sent mieux, avec nette régression des bouffées de chaleur, des impatiences nocturnes au niveau des pieds, et des hémorroïdes.

- La T.A. est à 15/8.
- Elle se plaint de sensation d'étouffement, mais traverse des périodes de soucis familiaux (son mari vient de subir l'ablation d'un mélanome du cuir chevelu) et son bilan sanguin, prescrit lors de la première consultation, a objectivé une cholestérolémie à 3,6 g/l. Les LDL sont très supérieurs à la normale et le risque calculé cardio-vasculaire est très positif, d'après le laboratoire.

- Le traitement préconise alors la poursuite des efforts hygiéno diététiques et du **clofibrate (1 gelule de Lipanor** 3 fois/semaine) qu'elle prend déjà, avec
  Lachesis 15 CH, 3 granules tous les soirs
  Ignatia amara 15 CH, 3 granules le matin.

Le dimanche alterner les tubes doses suivantes :

Sulfur 15 CH
Aurum metallicum 15 CH
Lycopodium 7 CH.

Le 4/10/90
Elle va bien ; est rassurée quant au mélanome de son mari.
La cholestérolémie est à 2,6 g/l avec un bon rapport HDL / LDL.
La T.A. reste à 15/8.

Le 22/11/90
La T.A. reste à 15/8.
La patiente ne prend plus que *Lachesis* en semaine et poursuit les tubes doses le dimanche.

Commentaires

Madame T. présente tous les signes de la typologie sensible de *Lachesis mutus*.
Les troubles vasculaires avec tachycardie, les bouffées de chaleur, l'hyperesthésie, l'hyperthémie générale, la logorrhée, l'hyperactivité physique et intellectuelle et comme signe étiologique la ménopause.

Sepia est évoquée en raison de l'allergie solaire, des fréquentes cystites, de la tendance dépressive et de la stase portale (comme *Nux vomica*).
Mais dans un second temps *Aurum metallicum* semble mieux convenir que *Sepia*, car il présente l'éréthisme circulatoire avec son hyperhémie d'aggravation nocturne, ses palpitations avec bouffées congestives vers la face, son poids écrasant sur le sternum. Henry Duprat signale «l'action d'*Aurum* est, en gros, définie par le terme d'engorgement».

Thuya est donné en tube dose le dimanche, en raison des antécédents de cystites chroniques polytraitées (antibiotiques, désinfectants urinaires...) et du fibrome utérin.

Sulfur est le médicament du mode réactionnel psorique de madame T.
Dans son comportement il rejoint l'aspect cyclothymique d'*Aurum* avec ses phases alternantes d'euphorie et de tristesse, d'inaction et d'irritabilité. L'allergie cutanée, la thermophobie éloignent d'*Aurum* mais confirment *Sulfur*, de même que le désir de fraîcheur au niveau des pieds, la nuit.

Index des Médicaments

A

B

C

D

E

F

G

H

I

K

L

M

N

Index Clinique

Rhino-bronchites récidivantes (avec poly-pathologie)

Ph. Demange, Obs. n° 4, pp. 67-72

Asthme décompensé avec surinfection bronchique et coeur pulmonaire chronique

Y. Saint-Jean, Obs. n° 1, pp. 163-169

Appareil circulatoire

Hypertension artérielle labile

G. Sanchis, Obs. n° 5, pp. 205-207

Gangrène sénile

Y. Saint-Jean, Obs. n° 5, p. 187

Appareil digestif

Ulcère duodénal

Ph. Demange, Obs. n° 3, pp. 61-66

Colite (Maladie périodique)

A. Holtzscherer, Obs. n° 4, pp. 135-136

Recto-colite ulcéro-hémorragique

Y. Saint-Jean, Obs. n° 4, pp. 181-183

Cirrhose hépatique

A. Holtzscherer, Obs. n° 7, pp. 143-144

Appareil urinaire

Infections urinaires itératives

Ph. Desobeau, Obs. n° 4, pp. 89-92
M. Durand, Obs. n° 3, pp. 111-115
A. Holtzscherer, Obs. n° 2, pp. 128-131

Infections urinaires itératives avec poly-pathologie (condylomes génitaux - traitement pour néoplasie du thymus)

Y. Saint-Jean, Obs. n° 2, pp. 171-175

Appareil ostéo-articulaire

Péri-arthrite scapulo-humérale gauche et arthrite subaiguë de la main et du poignet droits

Y. Saint-Jean, Obs. n° 3, pp. 177-180

Arthrite des genoux

A. Holtzscherer, Obs. n° 6, pp. 139-142

Pelvispondylite rhumatismale

D. Demarque, Obs. n° 4, pp. 31-35

Achevé d'imprimer sur presse numérique
en mai 1998

IMPRIMERIE BOSC FRANCE
69921 OULLINS CEDEX
Dépôt légal n° 9739 - Mai 1998